肿瘤疑难病证
破难之思及医案例析

主 编 刘亚娴

中国健康传媒集团·
中国医药科技出版社·北京

内容提要

本书从破难之例、破难之器、破难之为、破难之助、破难六字箴五个方面深入思考总结，精心挑选临床肿瘤疑难病证案例，紧随临床思维，对各个病例的诊治过程进行详细复盘，娓娓道来，句句剖析，将善思、活法展现得淋漓尽致。另外，附录总结了刘老临床常用方剂。全书内容丰富，条理清晰，理法方药齐备，将医论、医话、医案相结合，具有紧贴临床、真实客观的特点，可供中医药院校师生、中医临床工作者及中医药爱好者阅读参考。

图书在版编目（CIP）数据

肿瘤疑难病证破难之思及医案例析 / 刘亚娴主编 .
北京：中国医药科技出版社 , 2025.7. -- ISBN 978-7
-5214-5360-7

Ⅰ . R273

中国国家版本馆 CIP 数据核字第 2025Y1A258 号

美术编辑　　陈君杞
版式设计　　也　在

出版　**中国健康传媒集团** ｜ 中国医药科技出版社
地址　北京市海淀区文慧园北路甲 22 号
邮编　100082
电话　发行：010-62227427　　邮购：010-62236938
网址　www.cmstp.com
规格　710 × 1000mm $^1/_{16}$
印张　12
字数　237 千字
版次　2025 年 7 月第 1 版
印次　2025 年 7 月第 1 次印刷
印刷　北京侨友印刷有限公司
经销　全国各地新华书店
书号　ISBN 978-7-5214-5360-7
定价　**49.00 元**

获取新书信息、投稿、为图书纠错，请扫码联系我们。

编委会

前　言

恶性肿瘤及所谓疑难病证的辨治，突出在一个"难"字上，知难而进，乃为医之本分，破难而为乃为医之职责。破难，一定意义上讲，也是一门学问，有"学"、有"问"，才有"方法"；有"方"、有"法"，才有作为。欲有作为，必有活跃的思维，"活法、善思"才会结硕果。

恶性肿瘤无疑是疑难病。所谓疑难病证，严格讲，尚无确切的定义，一般而论：少见病，病情复杂、治疗棘手，脱框施治又能获效者……可视为疑难病证，此为笔者认定"疑难病证"的一个参考。

余大学毕业业医已五十多年，由于所在单位河北医科大学第四医院又为河北省肿瘤医院，因此接触恶性肿瘤及疑难病证较多，多年实践，对其辨治有些心得体会，兹不揣卑卑，笔之于次，"小言"而已！

虽为"小言"，"意"在有"新"，"愿"在有"佳"。然自知学识欠精、阅历欠深，虽有"意"未必尽达"佳"，缺点在所难免，尚望读者、同道品评指正。

余之著作之一《刘亚娴医论医话》，有幸蒙几位中医耆宿赞誉，出版后又继经临证历练、积累资料，意为续写《刘亚娴医论医话续焰》，智者以为书名欠通俗，故更名《肿瘤疑难病证破难之思及医案例析》，一为展示思维点，二为所思之佐证，内容及格局仍有《医论医话》之痕迹。

本书由余部分国家级中医高徒、研究生及"刘亚娴全国名中医传承工作站"部分进修之国优人才协助整理，他们大多为高级职称，学识、临床均多有建树，有失"自谦"地讲，此亦为余之得意之处！

承蒙中国医药科技出版社领导大力支持，范志霞副总编辑多方指导，谨致衷心谢意！

刘亚娴

2025 年 5 月

目　录

第一篇　破难之例

第一篇

破难之例

第一章　恶性肿瘤治验

右肺占位、左肾上腺占位案

王某，女，40岁，河北省廊坊市某县农民。

【初诊】2022年2月14日。

主诉：胸闷气短间断发作，加重十余日。

现病史：患者既往间断发作胸闷气短，未予重视，也说不清起始时间。近十余日发作频繁，就诊于河北省廊坊市某医院，根据影像学检查结果，拟诊右肺占位、右肺上叶阻塞性肺炎、左肾上腺占位。

右肺肿物病理：少量核异质细胞，黏膜慢性炎症伴肉芽组织及少量坏死组织。

证候：胸闷满，气短乏力，脉细数，舌红，苔白。

辨证分析：患者平素间断胸闷气短，未予重视，症状起始时间不明，此次就诊主要证候与客观检查间缺乏唯一性联系，如何辨证呢？应该把客观检查之所见纳入辨证中分析，因此当治肺、治肾，考虑症状起始时间较长，正气暗耗，结合脉诊、舌诊，当为肺阴、肺气不足，法当益肺气、养肺阴，且肺肾相生，肾者作强之官，伎巧出焉，久病及肾而乏力，故治肺又当顾肾，分析病理所见，当有痰浊蕴热，当化痰浊、清蕴热。

治则：益肺气，养肺阴，化痰浊，清蕴热，佐疏利肺气。

处方：麦门冬汤合茯苓杏仁甘草汤化裁。

清半夏10g，麦冬10g，沙参10g，山药30g，鸡内金10g，杏仁10g，茯苓30g，桔梗10g，当归10g，浙贝10g，川贝10g，紫菀10g，生甘草10g，忍冬藤10g，桑白皮10g。

［分析］

（1）《金匮要略·胸痹心痛短气病脉证治》云："胸痹，胸中气塞短气，茯苓杏仁甘草汤主之。"尤在泾释曰："此亦气逆气闭之证。"结合阻塞性肺炎，考虑当有气逆、气闭之机，而茯苓杏仁甘草汤，可疏利肺气，故当取之。

（2）仲景麦门冬汤所言症状较简单，只云"大逆上气，咽喉不利，止逆下气者，麦门冬汤主之"，笔者体会当精究其意，推广其义，拓展应用。如何精究推广呢？

一是要从医家对条文的理论阐述和发挥中思考，如张路玉云："此肺中津液干枯，虚火上炎之候，凡肺病有胃气则生，无胃气则死。胃气者，肺之母气也，故于竹叶石膏汤中偏除方名二味，而加麦门冬数倍为君，人参、粳米、甘草以滋肺母，使水谷之精微皆得上注于肺，自然沃泽无虞，当知大逆上气，皆是胃中痰气不清，上溢肺隧，占据津液流行之道而然，是以倍用半夏，更加大枣通津涤饮为先，奥义全在乎此。若浊饮不除，津液不致，虽日用润肺生津之剂，焉能建止逆下气之绩哉。俗以半夏性燥不用，殊失仲景立方之旨。"

二是揭示经方用药的精妙，并运用于临床，如魏念庭云："火逆上气，夹热气冲也，咽喉不利，肺燥津干也，主之以麦门冬生津润燥，佐以半夏开其结聚，人参、甘草、粳米、大枣，概施补益于胃土；以资肺金之助，是为肺虚有热津短者立法也，亦所以预救乎肺虚而有热之痿也。"

临床应用上，病后劳复发热者，麦门冬汤主之（《金匮玉函经·伤寒瘥后病篇》）；治肺痿，咳唾，涎沫不止，咽燥而渴（《肘后备急方》）；治肺胃气壅，风客传咽喉，妨闷（《圣济总录》）；此方治大逆上气，咽喉不利，盖无论肺痿顿咳，劳咳，妊娠咳逆，有火逆上气之状者，用之大效（《方函口诀》）。

三要注意从古医家临床应用的精微中探求：如《方函口诀》说，麦门冬汤亦治"老人津液枯槁，食物难下咽似膈症者"，其微细处在于"津枯似膈症"，受其启发，笔者曾以麦门冬汤化裁治疗贲门癌术后厌食患者，取得较好疗效，并为之后的拓展应用积累了经验。

再如《皇汉医学》载《松原家藏方》指出："麦门冬汤治虚劳咳逆，手足烦热，羸瘦骨立者。"《高注金匮要略》麦门冬条下言："此条为肺胃之气阴两虚，两虚者宜两补之，故以全汤先补胃液，而次补肺液也。"

一点小议：关于麦门冬汤条文，是"大逆上气"还是"火逆上气"？注释家各有取其一者之论，笔者认为，"大逆"也可（言其"势"），"火逆"也可（言其"机"），未必因取其一而限制其拓展应用。

分析上述所摘不仅提示了麦门冬汤在肺胃疾患中的应用，也揭示了其对"羸瘦骨立""老人津液枯槁似膈症"的治疗作用，而此点则又与恶性肿瘤的某些表现相仿。

笔者临床应用该方时，以生山药配鸡内金代替粳米。生山药配鸡内金是笔者在恶性肿瘤治疗中据证喜用之药对。张锡纯指出，"山药色白入肺，味甘归脾，液浓益肾，能滋润血脉，固摄气化，宁嗽定喘，强志育神，性平可以常服多服"；并言"山药之性，能滋阴又能利湿，既滑润又能收涩，是以补肺、补肾兼补脾胃"；盛赞其"在滋补药中诚为无上之品"，并谓"一味薯蓣饮治劳瘵发热"，又指出"盖凡补益之药皆兼有壅滞之性"，故可"佐以西药白布圣以运化之"。笔者配以鸡内金，一者在于助山药之运化，再者取其消瘀滞之功。张锡纯指出，"鸡内金不但能消脾胃之积，无论脏腑何处之积，鸡内金皆能消之，是以男子痃癖、女子癥瘕，久久服之，皆能治愈"，"又凡虚劳之证，其经络多瘀滞，加鸡内金于滋补药中，以化其经络之瘀滞而病始可愈"。从肿瘤证候表现来看，既有"瘀积"，又多见"虚劳"之特征，且又需长期服药，山药配伍鸡内金实有"平中见奇"之效，笔者对肺癌见咳喘纳差，食管、贲门、胃癌见厌食便干，肠癌见便溏食少，肝癌见腹胀少食等，皆喜用此药对。并据证以沙参易人参或二者并用之。

该患者用药除上述两个经方外，余药则意在化痰浊，清蕴热，兼疏利肺气。

【二诊】2022年4月22日。

以上方服之，胸闷气短减轻，脉细，舌红，苔白。

原方加款冬花10g、百部10g，加强化痰浊。

【三诊】2022年7月5日。

胸闷气短不著，耳鸣，右偏头不舒，脉滑数，舌红，苔白。

原法加半夏白术天麻汤。半夏白术天麻汤方出自《医学心悟》，由半夏、天麻、茯苓、橘红、白术、甘草组成，功在补脾化痰息风，治痰饮上逆，眩晕头痛。

处方：清半夏10g，天麻10g，陈皮10g，茯苓30g，白术10g，生甘草10g，麦冬10g，沙参10g，山药30g，鸡内金10g，浙贝10g，川贝10g，忍冬藤15g，杏仁10g，蝉蜕10g，僵蚕10g，地龙10g。

【四诊】2022年10月21日。

耳鸣未作，偶有舌尖痛，脉滑，舌红，苔白。复查CT（10月2日）：胸部平扫未见明显异常。

上方加芦根10g。

【五诊】2023年5月12日。

患者以上方服之，自觉舒适而坚持服药，每周服6剂（偶或停药几日），脉细，舌红，苔白。复查双肾上腺CT扫描未见异常。

嘱：间断服2022年7月5日方，如无不适，可停药，定期复查。

［总结］

（1）该患者之疾病非小恙，坚持服药而取得较理想的效果，国家三级甲等医院所做相关检查也提供了对疗效的支持，其中有一个有利因素，即患者少思想压力，其为农妇，除服药外尚操持家务，心地坦然，虽长期服药却有信心，笔者强调在疾病治疗过程中（包括恶性肿瘤的治疗）调"神"不可或缺，亦不可小觑。

（2）在辨治中将客观指标纳入辨证中思考，结合中医理论，也是该例治疗中的一个思维点。

（3）该例以治肺为主，而肾上腺占位亦消失，又是中医整体观及肺肾相关的一个体现。

直肠腺癌同步放化疗术后直肠阴道瘘案

王某，女，35岁，河北省廊坊市农民。

【初诊】2023年3月16日。

主诉：直肠腺癌放化疗手术后排便腹痛，肛门周围痛，带下量多色黄，食少。

现病史：患者因直肠腺癌（中－低分化腺癌 $T_3N_1M_0$）于2022年5月6日在天津医科大学某医院行同步放化疗手术，治疗后排便腹痛，乏力，背痛，纳差，肝功能轻度受损，血小板计数降低，经对症治疗肝功能、血小板计数复常，仍有排便腹痛。MRI检查示盆腔直肠区积液。于2022年12月28日行第二次手术，腹腔镜下腹－会阴－直肠联合切除，术后肛周痛，纳差，带下量多，偶有尿中出粪。影像学检查印象：直肠阴道瘘。

证候：排便腹痛，带下量多、色黄，肛周疼痛，纳差，偶有阴道中出粪，脉沉细，舌红，苔白。

辨证分析：热毒内蕴，湿热互结，气机升降失常。

治则：解热毒，祛湿热，行瘀滞。

处方：自拟三花汤（金银花、连翘、蒲公英、紫花地丁、天花粉、赤芍）加味。

金银花15g，连翘15g，蒲公英10g，紫花地丁10g，天花粉10g，赤芍10g，白芷8g，薏苡仁30g，败酱草15g。

水煎服，每日1剂，分2次服，每周服6剂。

［分析］以三花汤解热毒，行瘀滞，加白芷、薏苡仁、败酱草祛湿热解毒。

【二诊】2023年3月29日。

服药后纳差、带下色黄减轻，仍有腹痛，未见阴道中出粪，脉缓，舌红，苔白。

治以当归芍药散加味。

处方：当归10g，川芎10g，赤芍10g，茯苓30g，泽泻10g，白术10g，薏苡仁30g，败酱草10g，白芷8g。

水煎服，每日1剂，分2次服，每周服6剂。

［分析］《金匮要略》所谓："妇人腹中诸疾痛，当归芍药散主之。"仍佐以白芷、薏苡仁、败酱草。

【三诊】2023 年 5 月 12 日。

带下、腹痛、肛周痛好转，未见阴道中出粪，肩背痛，脉细，舌淡红，苔白。

热毒湿热已衰，治以益气助膀胱气化。

处方：生黄芪 120g，桂枝 10g，茯苓 30g，猪苓 10g，泽泻 10g，白术 10g，当归 10g，葛根 30g，全蝎 6g。

水煎服，每日 1 剂，分 2 次服，每周服 6 剂。

［分析］以黄芪五苓散益气助膀胱气化，当归养血行血，葛根配桂枝舒太阳之经以解肩背痛，全蝎解毒通经。

【四诊】2023 年 6 月 30 日。

肩背痛减轻，脉细，舌红，苔白。2023 年 6 月 26 日复查增强 CT：①直肠术后，左下腹壁造瘘术后，局部肠壁稍增厚，左侧盆腔腹膜、骶前筋膜增厚，可见包裹性液性积液，积液减少，积气基本吸收，现范围约 2.3cm×1.6cm，边缘明显强化，盆腔少量积液较前略减少。②子宫及双侧附件区未见明显异常，膀胱充盈可。③腹盆腔、腹膜后、腹股沟未见明显肿大淋巴结。盆腔 MRI：直肠癌同步放化疗术后复查，与 2023 年 3 月 16 日盆腔 MRI 比较：直肠术后，左下腹壁造瘘术后，盆腔周围软组织呈渗出样改变，较前减轻；直肠缺如，直肠区积液积气较前减少，积液局部可疑与阴道相通，左侧盆腔腹膜及骶前筋膜增厚，同前相仿，考虑术后改变。盆腔及双侧腹股沟区现未见明显肿大淋巴结。膀胱充盈尚可。子宫及双侧附件区未见明显异常。

据影像学所示，疗效可观，继服原方加丹参 10g。

【五诊】2023 年 8 月 7 日。

肩麻，脉沉滑，舌淡红，苔白。

继以原法加防风、鸡血藤通经养血行血。

处方：生黄芪 120g，桂枝 10g，茯苓 30g，猪苓 10g，白术 10g，泽泻 10g，防风 10g，鸡血藤 15g，全蝎 6g，当归 10g，丹参 10g。

水煎服，每日 1 剂，分 2 次服，每周服 6 剂。

【六诊】2023 年 9 月 28 日。

肩麻好转，偶有尿血，腹痛，脉舌同前。

上方加三七粉 1g（冲服）、紫菀 30g、桃仁 10g，行瘀止血，依上法服之。

【七诊】2023 年 11 月 17 日。

尿血好转，仍有腰痛，排尿不爽，脉弦，舌红，苔白。

继遵 5 月 12 日法化裁。

处方：生黄芪 60g，桂枝 10g，猪苓 10g，茯苓 30g，泽泻 10g，白术 10g，当归 10g，秦艽 10g。

水煎服，每日 1 剂，分 2 次服，每周服 6 剂。

其后诸症减轻，2023 年 12 月 7 日复查 CT：①直肠术后，左下腹壁造瘘术后，局部肠壁稍增厚，左侧盆腔腹膜、骶前筋膜增厚，盆腔积液较前减少。②子宫及双侧附件区未见明显异常，膀胱充盈可。③腹盆腔、腹膜后、腹股沟未见明显肿大淋巴结。

【八诊】2024 年 1 月 12 日。

除偶有排尿不爽外，诸症好转，未见交肠病。

［总结］

（1）该例为直肠阴道瘘，虽病未涉及膀胱，但阴道中出粪仍可视为交肠病。由此推想前代医家之交肠病，一部分亦可能为直肠阴道瘘，再推想用五苓散，其效则在于调理脾胃之气机升降及助气化、祛痰湿。

（2）该例初诊据证治以解热毒、祛湿热、行瘀滞之法，治疗后短期内即见到阴道中未再出粪，但因腹痛、带下量多，据此予当归芍药散化裁治之。腹痛好转，亦未见尿中出粪，继之尿中带血，以"尿血"治疗好转后，仍未见尿中带粪，似乎可以收功，但考虑到巩固治效，而予"黄芪五苓散"化裁，益气以助气化。治疗中影像学检查示可疑直肠阴道瘘，治疗后复常，亦佐证了巩固治疗的必要性。由此可见，中西医结合充分利用有关检查，对促进中医辨证论治具有重要的参考价值。

恶性肿瘤伴发交肠案

案 1：乳癌术后，宫颈癌术后吻合口复发，伴发交肠

曹某，女，53 岁，河北省某县农民。

就诊日期：2015 年 11 月 17 日。

主诉：尿中排粪数日，食欲不振，臀部疼痛。

现病史：患者因左乳浸润性导管癌分化Ⅱ级术后 5 年 6 个月，化疗 4 个疗程，宫颈癌术后 2 年 6 个月，宫颈术后吻合口复发 1 年半，放疗 1 个疗程，化疗 5 个疗程后 1 个月，于 2015 年 6 月 25 日始经医院职工介绍来诊，先后有乏力、后重、排尿不爽、口干苦→乏力、纳差、便秘、手指麻木、小腹胀满→心悸（心电图示房颤）→臀部疼痛。经中医药辨证论治，除臀部疼痛减轻外，余症好转。

此次因近日发现尿中排出粪便（具体发生时间未在意，只回忆既往曾有过尿浊），臀部疼痛，食欲不振而再诊。

证候：纳差，臀痛不能平坐（侧坐），尿中排出粪便，脉缓，舌红，苔薄黄。

辨证分析：脾胃失调，气化失司，湿热瘀毒。

治则：益气助气化，调脾胃，解湿热瘀毒。

处方：黄芪四苓散、四妙散化裁。

苍术 10g，黄柏 10g，怀牛膝 10g，薏苡仁 30g，茯苓 30g，猪苓 10g，泽泻 10g，白茅根 10g，焦三仙（焦麦芽、焦山楂、焦神曲）各 10g，生黄芪 120g，荆芥 10g。

水煎服，每日 1 剂，分 2 次服，每周服 6 剂。

［分析］五苓散数见于《伤寒论》及《金匮要略》，分析有关条文：仲景文中，有"此水者，名曰水逆"之语，可见该方用于水之停蓄，而水之停蓄病涉肺、脾、肾、三焦，本方可兼调之。其中又以脾胃之调为重，张隐庵释曰："首尾皆言胃气，伤寒以胃气为本也。"黄坤载亦云五苓散"燥土而行水"。去水之停留，重在"气化"，程郊倩所云五苓散"开结利水""使水泉不致留结""化气回津"之"开结""化气"，皆源于气化。笔者常以此方合黄芪，曰黄芪五苓散，以益气助气化，行痰湿。五苓散在历代医家所应用之医案中所涉病证非常广泛。如《万病回春》提到"一妇人病愈后，小便出屎，此阴盛失于传送，名大小肠交也，先用五苓散二剂而愈，又用补中益气汤而安。秋应凉而反淫雨者，冬发湿郁也，五苓散主之"，笔者据此活用之而治疗交肠病。本例因舌苔黄，故暂去桂枝而为黄芪四苓散，考虑宫颈癌术后吻合口复发，且臀痛，舌苔黄，故加四妙散合白茅根去湿热瘀毒，焦三仙助脾胃之消化，荆芥促经络之运行。

【复诊】2015 年 12 月 29 日。

服上方后尿中排粪减少，仍有食欲不振，脉缓，舌红，苔白。

继服原方化裁。

处方：生黄芪 120g，荆芥 10g，生甘草 20g，山药 30g，鸡内金 10g，猪苓 10g，茯苓 30g，泽泻 10g，苍术 10g，黄柏 8g，薏苡仁 30g。

水煎服，每日 1 剂，分 2 次服，每周服 6 剂。

【复诊】2016 年 1 月 26 日。

尿中排粪便减少，仍有食欲不振，面及下肢肿，脉滑，舌红，苔白。

服药已见效，仍以原法加桑白皮、冬瓜皮、陈皮（变通五皮饮）以行水气，生黄芪、白术、防风（玉屏风之意）以补卫气。

处方：生黄芪 120g，荆芥 10g，山药 30g，鸡内金 10g，桑白皮 10g，冬瓜皮 30g，猪苓 10g，茯苓 30g，泽泻 10g，白术 10g，陈皮 10g，防风 10g。

水煎服，每日 1 剂，分 2 次服，每周服 6 剂。

【复诊】2016 年 4 月 5 日。

尿中排粪便仅偶作，原纳差肢肿、手指麻木好转，臀部丘疹瘙痒，脉弦，舌红，苔白。

服药已见显效，继以原法化裁。

处方：生黄芪120g，荆芥10g，防风10g，当归10g，山药30g，生甘草20g，鸡内金10g，茯苓15g，猪苓10g，扁豆10g。

水煎服，每日1剂，分2次服，每周服6剂。

【复诊】2016年7月26日。

下肢肿胀麻木未作，食欲可，尿中排粪次数减少，脉缓，舌红，苔薄白。

原方加熟地合当归、芍药以养血，忍冬藤、土鳖虫解毒破瘀，意在促交肠破溃之愈合。

处方：生黄芪120g，当归10g，荆芥10g，猪苓10g，茯苓30g，泽泻10g，苍术10g，冬瓜皮30g，山药30g，鸡内金10g，薏苡仁30g，赤芍10g，忍冬藤10g，怀牛膝10g，黄柏10g，熟地20g，土鳖虫10g，桑白皮10g。

水煎服，每日1剂，分2次服，每周服6剂。

其后2016年10月11日复诊，病情平稳，继续原方略事加减服之。

【复诊】2017年2月8日。

偶有尿中带粪便，余症不著，脉缓，舌红，苔薄白。

原法加桂枝（改为黄芪五苓散）。

处方：生黄芪120g，荆芥10g，猪苓10g，茯苓30g，泽泻10g，苍术10g，黄柏10g，薏苡仁30g，桂枝6g，山药30g，鸡内金10g，忍冬藤15g，生甘草15g，当归10g，土鳖虫6g。

水煎服，每日1剂，分2次服，每周服6剂。

其后分别于2017年4月7日、8月29日、12月12日复诊，皆无明显不适，故仍以原法施治。

【复诊】2018年5月7日。

诸症不著，偶见尿中出粪（少则2~3日，多则1周多才见尿中少量粪便），脉缓，舌红，苔白。

治以黄芪五苓散加活络效灵丹。

处方：生黄芪60g，桂枝10g，猪苓10g，茯苓30g，泽泻10g，丹参10g，三七1g（冲服），乳香6g，没药6g，苍术10g，黄柏10g，薏苡仁30g，浙贝10g，败酱草10g。

水煎服，每日1剂，分2次服，每周服6剂。

之后患者自感情况良好，自行以上方间断服用。

追访：2020年问其同乡，经了解患者病情良好，且可操持家务，后新型冠状病毒感染（以下简称新冠）期间出行不便而继续间断服上方，于2020年6月中旬因肺栓塞而病逝。

[总结]

（1）该患者乳癌术后，宫颈癌术后吻合口复发就诊，可谓重症，经纯中药治疗诸症逐渐好转，生活质量提高，交肠病也明显好转，自初诊至后来新冠，而后肺栓塞病逝（未死于原发病），已生存近5年，疗效是较理想的。

（2）施治重在善思活法。

案2：直肠癌术后，膀胱肠瘘（病情摘介）

庞某，男，59岁，河北省廊坊市某单位干部。

患者2010年8月5日因直肠癌手术，2011年4月因会阴伤口内填满浅黄色、破质絮状物致伤口无法愈合于廊坊市某医院行清创手术。2017年9月因伤口内腐烂组织明显，于山东某地以生肌膏外用，但至2017年10月发现会阴部伤口与膀胱连通，导致大便中漏尿。2017年12月13日住天津医科大学某医院，外科检查：会阴部伤口穿透与膀胱连通形成膀胱瘘，给予抗炎治疗，膀胱镜病理活检为炎性。2017年12月19日出院待活检灶愈合后再次手术。因手术之效不确切而于2018年1月3日求诊于中医。据证以黄芪五苓散合活络效灵丹化裁治之。2018年4月2日，患者喜告曰，症状及检查结果报告"是多年来没有过的好消息"，诸症明显减轻，粪中排尿好转，仍偶有咳则排尿，原伤口仍有分泌物，近期效果已乐观，仍以原法巩固治疗，予原方加白果10g，水煎服，服法同初诊。至2019年2月初复诊，粪中出尿始终未见。

该例值得注意的是，术后7年余疮口不愈而并发交肠，因腐烂组织明显，以"生肌膏"外用而引发（笔者疑药中有腐蚀之品），乃失治误治也。

案3：卵巢黏液性囊腺瘤癌变，伴发交肠（病情摘介）

杜某，女，47岁，河北省石家庄市某公司职工。

患者癌变术后化疗5个疗程，2008年1月14日因右卵巢黏液性囊腺瘤癌变术后23个月，发现盆腔肿物再次入院。1月18日行第二次手术，术中见腹腔内大量黄色胶冻样黏液，冲洗约6000ml，盆腔肿物约4cm×4cm×4cm大小，内为黏液，盆腹腔、腹膜、肠管、膀胱区等布满黄色黏液，难以清除。术后病理：考虑卵巢黏液腺癌种植性浸润。于2月21日行第六次化疗（TP方案），其后持续发热不退，且体质衰竭，不能活动，不欲饮食，遂出院中止西医治疗，经中药治疗发热好转（以上阶段2年余为中西医结合治疗）而后单纯采用中医药治疗。2008年7月15日复查CT示：卵巢癌术后改变，肝被膜下、肠管壁、腹腔及盆腔内多发性占位，考虑转移，大量腹水，脂肪肝。2009年1月4日因二次术后之伤口破溃，在妇科处理：脐下切口处可见2cm×2cm破口，内延切口上下缘深达前鞘各约 3cm，予以清洁换药。

2009 年 8 月 13 日复查 B 超：肝实质回声致密，左叶边缘局部回声不均匀，右上腹囊性占位，胆囊强回声斑（结石？）。2009 年 8 月 14 日复查 CT：腹腔多发囊实性占位侵犯肝脾，考虑转移。2010 年 5 月 6 日诉：多日来阴道时有气体排出并偶可见少量粪便，背腹部三处破溃伤口，其中腹部两处伤口处偶可见食物（如菜叶、小米粥粒）流出。2010 年 12 月 2 日 CT 复查：肝右叶、脾周、腹盆腔内囊性占位，肝被膜增厚，考虑转移，肝脾受侵，肝硬化，脾稍大，右肾囊肿，胆囊结石，慢性胆囊炎。

该例不仅有交肠，且有腹部伤口见食物（如菜叶、小米粥粒），或可曰其并有"交脏"。治疗中亦据证应用过黄芪五苓散、变通活络效灵丹及解毒药之薏苡败酱、升麻鳖甲汤，曾一度破溃伤口愈合，尿中排粪、伤口见食物明显减少，单纯中药治疗（包括肿瘤广泛转移后）共 3 年 2 个月，从接受治疗起存活 5 年 2 个月余。2011 年 3 月 15 日，突发高热，4 月 16 日病逝。

附：交肠病

石顽曰：交肠证虽见于方书，而世罕见。《一万社草》之交肠作泻，答曰此症百无一生，但就余临床所见，此病虽少见，但并不罕见，尤其是在某些恶性肿瘤术后或放疗后出现，古人是无此临证的，治疗得当亦不会"百无一生"，余已经治数例。另外，《寓意草》言"况交肠乃暴病"，此说也不尽然，虽交肠之发，有时有卒然之因，但积损于内是基础，譬如恶性肿瘤伴发交肠即此。

1. 病因病机

历代文献对本病之病因病机的论述有些值得参考，但要思考引申。

如《医级》云"肠为积瘀腐损，胞由秽浊碍壅，膀胱及肠先损于内"而致脬肠破损，很值得参考，而"积瘀腐损"则应考虑"毒瘀"，如肠痈、血痈致"脏腑溃烂"而并发交肠者，治疗当参考中医外科学内容。先损于内，重点是损于"气"，气损则抗强力之伤不足，《医级》所云"皆妇病，多生于横生险产之后"，可悟此点，且修复力不足，其中又当重视"卫气"，卫气损则护卫之力衰，益气护卫又为治疗之重点。内损除"气"之外，"阴血干枯，大肠结燥"（《杂病广要》）亦为其一，尤其如《寓意草》所论，闭在后阴者，更属于此。

《医碥》论及交肠病机为气郁血瘀湿热，则是"肠为积瘀腐损，胞由秽浊碍壅"之因。其云"气乱于中"，"盖气乱由于郁，不郁则顺道而行，何乱之有？惟郁极暴伸，势必肆行横决，不循常道"，则提示调理气机的重要性，思之，调理气机，既要注意膀胱气化，又要注意后阴"干与润"，用现代语言讲也有膀胱与肠的"动力"问题。经云"膀胱者，州都之官，津液藏焉，气化则能出矣"，"气化"则

"出"，出而无积尿，则减少了膀胱压力；又"食入则胃满肠虚，食下则肠满胃虚，更虚更实，气得上下"，"大肠者，传道之官，变化出焉"，"气得上下"者，动力使然，"传道"则糟粕出，也减少了肠内压力。二者间协调则"动力"适宜，而不致气乱，不致如《寓意草》所言"气乱然后水谷舍故趋新，舍宽趋隘"，而使便溺各循其常道。交肠为腑脏间溃破而出现个"洞"，膀胱与肠间的压力也是粪尿异位而出的一个影响因素。经云"出入废则神机化灭""升降息则气立孤危"，是故"升降出入，无器不有"，升降出入皆有"动力"问题，西医做食管癌手术亦曾研究过食管动力学，我们也应该引申思索。

交肠病，腑脏间破了个"洞"，法当"补洞"，如何补洞呢？这就有一个祛邪与养正的布局问题，亦如《医级》所言"初治之道，主导滞清阑而兼渗利；末治之法，以分利养正而护脬膀"，前代医家治交肠同中有异之点，正在于祛邪与养正的次序上，而"补洞"又要借助"募原"（见后述）。

此余经治数例交肠的一得之见，尚希同道鉴之。

2. 治疗

（1）黄芪的使用：前代文献运用较多的是五苓散，愈后补中气，余常加用黄芪，曰黄芪五苓散。疮口长期不愈，势必耗伤正气，古医家曾盛赞黄芪补气之功最优，患者为内痈疮漏，而黄芪主痈疽、久败疮，以其补益之功，能生肌肉而排溃脓。《医学衷中参西录》中"黄芪解"下有一病例：自脐下皆肿，继又溃烂，睾丸露出，少腹出孔五处，小便时五孔皆出尿，重用生黄芪配天花粉、乳香、没药、金银花、甘草而愈。受此病例启发，余想：内痈溃腐成漏，治当固护卫气。黄芪补气，其中重要的一点，就是能补卫气，俗言卫气有卫外之功，其实分析《内经》论述，卫气非但卫外，亦能卫内，即内卫脏腑。考古今方之中药用量，补阳还五汤用至四两，为其他中药用量所罕见，可知黄芪少壅补之弊，正如《本经逢原》所言"黄芪，能补五脏，诸虚……性虽温补，而能通调血脉，流行经络，可无碍于壅滞也"。应该说，黄芪既"补"又"通"，正是通调血脉流行经络之谓。

（2）活络效灵丹的使用：前代文献有用矾蜡丸者，此为中医外科学内容，余常用活络效灵丹，该方为《医学衷中参西录》方，由当归、丹参、乳香、没药组成，"治气血凝滞，痃癖癥瘕，心腹疼痛，腿疼臂疼，内外疮疡，一切脏腑积聚，经络湮瘀"，疮破后生肌不速者加生黄芪、知母，脏腑内痈加三七、牛蒡子。选用活络效灵丹的原因有四：一者患者为肿瘤，病属中医"癥""脏腑积聚"范畴；二者疮口破溃长久不愈；三者有脏腑内痈之征兆，均与活络效灵丹主治相合；四者笔者曾治自发性气胸患者，胸部X线检查见大量液气胸，方以五苓散合活络效灵丹治之收到捷效。余比喻曰：活络效灵丹有"补漏填洞"之功也。补漏填洞应考虑"募原"，《医级》云膀胱附大肠募原，可以说调动募原的"挤压填塞"是其一用，治虽应病，理解难通，倒不妨以此为一解也。

（3）当归、荆芥的使用：王肯堂之《证治准绳》载方交加散：当归、荆芥等份为细末，每服二钱，水一盏，酒少许，煎七分，灌下，治瘾疹或颤振，或产后不省人事，口吐痰涎，并称之该方"神效"，余思其主治，有疏通经脉祛痰涎之用，气血兼顾，故试选用之。

子宫直肠窝低分化腺癌术后多发病证案

周某，女，58 岁，河北省石家庄市某局公务员。

1. 术后发热

【初诊】2014 年 9 月 1 日。

主诉：子宫直肠窝肿瘤术后发热近 1 个多月。

现病史：患者于 2014 年 7 月 27 日因病于河北医科大学某医院手术，术后诊断子宫直肠窝低分化腺癌，术后第 9 天发热伴下腹痛（T 39℃），经用抗生素及酒精浴，发热减轻，未愈，于 2014 年 8 月 21 日又发高热（T 38℃），服银翘散 1 周及甘露消毒丹化裁 5 日，发热未退。

证候：发热，稍恶寒，小腹痛甚，带下色黄，脉滑，舌红，苔白。

辨证分析：热毒内蕴，兼感外邪。

治则：清热毒，解表邪。

处方：三花汤（自拟验方）、二妙散、正柴胡饮化裁。

金银花 10g，连翘 10g，蒲公英 10g，紫花地丁 10g，天花粉 10g，赤芍 10g（自拟三花汤），苍术 10g，黄柏 10g，薏苡仁 30g，败酱草 10g，忍冬藤 10g，柴胡 10g，陈皮 10g，防风 10g，竹叶 10g，滑石 10g。

水煎服，每日 1 剂，分 2 次服。

［分析］以三花汤、二妙散解热毒、清湿热，正柴胡饮出自《景岳全书》，由柴胡、陈皮、防风、芍药、生姜、甘草组成，用之解表邪。

【二诊】服药 2 日，家属代诉：身有微汗，小腹痛略减。

原方继服加当归 10g。

【三诊】2014 年 9 月 5 日。

小腹痛、带下色黄减轻，午后仍有发热，微恶寒，无汗，脉滑，舌红，苔薄黄。

仍以原方加强解热毒治之，金银花、连翘、赤芍各改为 15g，忍冬藤、败酱草各改为 30g。水煎服，每日 1 剂，分 2 次服。

【四诊】2014 年 9 月 15 日。

发热好转，腹痛未作，脉缓，舌红，苔薄黄，舌中部苔薄黑（染苔？）。

继服原方 1 周巩固之。其后发热未作。

2. 化疗后肿瘤标志物居高不降

就诊日期：2017 年 9 月 25 日。

现病史：子宫直肠窝低分化腺癌手术后已进行 7 个疗程化疗，查肿瘤标志物仍升高。

证候：腹胀，排便不爽，腰拘紧，脉滑，舌红，苔薄黄。

实验室检查：CA125 569.10U/ml，CA199 34.06U/ml，CA724 10.83U/ml。

辨证分析：脾虚气滞，湿热内蕴。

治则：健脾胃，理气，清湿热。

处方：三仁汤、藿朴夏苓方化裁。

杏仁 10g，薏苡仁 30g，藿香 10g，厚朴 10g，滑石 10g，陈皮 10g，茯苓 30g，猪苓 10g，赤芍 10g，芦根 10g，白茅根 10g，清半夏 6g。

水煎服，每日 1 剂，分 2 次服，每周 6 剂。

[分析] 三仁汤出自《温病条辨》，由杏仁、飞滑石、白通草、竹叶、厚朴、生薏仁、半夏、白蔻仁组成。功用：宣化畅中，清热利湿。藿朴夏苓方出自《医原》，由藿香、半夏、赤苓、杏仁、生薏仁、白蔻仁、猪苓、淡豆豉、泽泻、厚朴组成，与三仁汤同属芳淡宣化之剂，二方化裁以健脾胃、理气、清湿热。

以上方稍事化裁至 2017 年 11 月底复查：肿瘤标志物在正常范围内。其后数次复查无异常。

3. 治疗中伴发臀部痛麻、下肢麻木

就诊日期：2019 年 11 月 4 日。

主诉：间断右臀部痛麻、右下肢麻木，加重月余。

证候：右臀部疼痛、麻木，伴右下肢麻木，白带量多，脉滑，舌淡红，苔白。

腰部 MRI：L_{4-5} 椎间盘右后方突出，椎管狭窄，右侧神经根受压，L_{3-4} 椎间盘突出，椎管轻度狭窄，$L_5 \sim S_1$ 椎间盘突出。

辨证分析：右臀疼痛、麻木，右下肢麻木，乃痹阻经络，但带下量多乃湿热使然。

治则：清湿热通痹。

处方：当归拈痛汤化裁。

当归 10g，葛根 20g，羌活 10g，防风 10g，苍术 10g，苦参 10g，茵陈 15g，猪苓 10g，茯苓 30g，白术 20g，生甘草 10g，升麻 10g，独活 10g，桑寄生 10g，

生黄芪 10g，知母 10g。

水煎服，每日 1 剂，分 2 次服，每周 6 剂。

[分析] 当归拈痛汤出自《医学启源》，由羌活、防风、升麻、葛根、白术、苍术、当归、人参、甘草、苦参、黄芩、知母、茵陈、猪苓、泽泻组成，治湿热为病，肢节烦痛，肩背沉重，胸膈不利，遍身痛，下注于胫，肿痛不可忍。

【复诊】2019 年 11 月 11 日。

服上方症状如故，脉滑，舌红，苔黄。

更方《医林改错》之身痛逐瘀汤化裁。

处方：怀牛膝 10g，地龙 10g，秦艽 12g，羌活 10g，香附 10g，生甘草 10g，当归 10g，川芎 10g，五灵脂 10g，桃仁 10g，红花 10g，苍术 10g，黄柏 10g，薏苡仁 30g，天麻 10g。

水煎服，每日 1 剂，分 2 次服，每周服 6 剂。

上方服药 4 周，诸症好转。

嘱患者可复查 MRI，但患者认为已无不适，不愿再查，其后数年症状未复发。

2024 年 5 月底追访，患者情况良好，上述症状未再发。

[总结] 该患者治疗大体分为两个方面。

（1）术后化疗中、化疗后采用中西医结合治疗，此时中医治疗主要针对术后化疗后的副反应，包括骨髓抑制（白细胞计数 1.84×10^9/L），肾功能不良（尿常规：蛋白＋），胃肠功能受损（食欲不振），心功能受损（心电图：T 波异常）及其他证候（咳嗽、脱发、腰痛、带下量多）等，诸症均得到明显改善，则利于抗病。

（2）突出显示中医药疗效，如以下三方面例证。

①术后发热月余，以中药治疗获效。值得注意之处在于初用方剂缺乏对原发病（子宫直肠窝低分化腺癌所致热毒内蕴）的考虑，改以清热毒解表邪（其热型：发热恶寒为风寒表证）而收效，且热退后未再复发。

②多次化疗后肿瘤标志物仍居高不降，据证分析为脾虚气滞，湿热内蕴，参考《医原》之论以藿朴夏苓参以三仁汤化裁，肿瘤标志物复常，且多次检查未复发，为恶性肿瘤病程中肿瘤标志物异常提供了一些治疗思路。

③治疗中伴发症：臀痛麻、下肢麻木，中药治疗好转后长期未复发。值得思考之处在于：如何看待客观检查与辨证论治的关系？当以辨证论治为先；再者，初用当归拈痛汤无效，改身痛逐瘀汤而获效，在于当归拈痛汤重在"湿热"，身痛逐瘀汤重在"瘀"，效与不效不在于何方为优，何方为劣，而在于辨证是否准确。该患者诸症好转后，5 年多除偶有少麻不适而求治外，身体情况良好，患病后已

超过 9 年，远期疗效尚佳。

卵黄囊瘤伴肝转移案

岳某，女，30 岁，河北省廊坊市某镇企业职工。

【初诊】2015 年 12 月 22 日。

主诉：恶心不欲饮食，疲乏无力，腹痛。

现病史：患者由天津医科大学某医院确诊卵黄囊瘤伴肝转移，查甲胎蛋白（AFP）>100000ng/ml，行化疗，化疗后体重下降 18 斤，严重恶心不欲进食，乏力（活动需坐轮椅），白细胞计数降低（2.42×10^9/L），脘腹胁痛，心悸。

证候：脘腹胀痛，乏力纳差，恶心，胁痛心悸，脉滑数，舌红，苔白。

辨证分析：正气戕伤，肝脾（胃）同损。

治则：健脾化湿，疏肝和胃，调理气机，佐以解毒。

处方：甲乙煎（自拟方）化裁。

茵陈 30g，茯苓 30g，薏苡仁 30g，佩兰 10g，泽泻 10g，郁金 10g，柴胡 10g，连翘 10g，生甘草 10g，焦三仙各 10g，当归 10g，白芍 10g，川贝 15g。

［分析］甲乙煎以茯苓、薏苡仁、佩兰、泽泻健脾化湿，茵陈、柴胡疏肝，郁金理气，连翘解毒，甘草解毒和中，调和诸药；加用焦三仙助食，当归、白芍、川贝柔肝。

服药两天恶心好转，可以正常进食，原方继服。

其后 2016 年 4 月 12 日、5 月 13 日、6 月 15 日、7 月 12 日复诊，均以上述治则略予化裁。

2016 年 5 月 13 日，第 7 疗程化疗后 3 天，恶心又较著。原方加苏叶 4g、黄连 6g、山药 30g、鸡内金 10g。

2016 年 6 月 15 日，第 7 疗程化疗后，口干渴。原方加麦门冬汤。

2016 年 7 月 12 日，第 8 疗程后第 15 天，带下色黄。原法加败酱草、芡实各 10g。

自 2016 年 7 月 12 日就诊后，采用单纯中药治疗。

【复诊】2016 年 9 月 2 日。

天津医科大学某医院查 CT（2016 年 8 月 23 日）：肝脏多发转移瘤，子宫肌瘤。

证候：手足胀痛、麻木，余症不著，脉弦，舌红，苔白。

处方：原法化裁加身痛逐瘀汤。

【复诊】2016年9月12日。

手足胀痛减轻，仍有麻木，脉弦，舌红，苔白。

处方：怀牛膝10g，地龙10g，秦艽12g，羌活10g，香附10g，生甘草10g，当归10g，川芎10g，五灵脂10g，桃仁10g，红花10g，生黄芪15g，茵陈30g，茯苓30g，薏苡仁30g，郁金10g，柴胡10g，败酱草20g。

【复诊】2016年10月19日。

手足胀痛、麻木好转，末次月经2016年10月4日至8日，稍有腰痛，腹痛，脉弦，舌红，苔白。

处方：甲乙煎，加怀牛膝10g、杜仲10g，以强腰膝。

其后，至2021年6月7日，约每月就诊1次，基本以甲乙煎为基础随证略予加减，治疗后，身体状况良好，诸症不著。2021年6月7日就诊后，基本停服中药，患者偶尔自行间断服几次原方。

［总结］卵黄囊瘤是卵巢恶性生殖细胞瘤中最常见的一种，是高度恶性肿瘤，增长速度较快，容易累及周围组织或出现淋巴结转移。该患者经8次化疗未愈，且化疗反应较大，改为纯中药治疗。

2016年9月26日至11月26日多次复查AFP值在正常范围，其他多项肿瘤标志物检查均无异常，肝肾功能等生化检查及血、尿常规检查均正常。

2022年11月16日及2023年9月14日，天津医科大学某医院腹部彩色多普勒超声检查：肝内钙化灶（多发），脂肪肝（轻度），卵黄囊瘤消失。追访至2023年，自患者发病以来已有8年，其中纯中药治疗5年，停药后2年，正常工作已多年，在此过程中持之以恒的治疗信心很重要。

肝细胞癌术后双侧胸腔积液、腹水案

张某，男，59岁，河北省廊坊市某镇农民。

【初诊】2020年5月14日。

主诉：肝癌术后40天，气短，乏力，咳嗽，不欲食。

现病史：患者2020年4月3日因肝病于天津市某医院行手术，术后病理：肝脏肝细胞癌，分化程度Ⅰ～Ⅱ级，灶性坏死，慢性淤血性脾肿大。CT：双侧胸腔积液伴双肺下叶不张，腹水。

既往史：患者既往腔隙性脑梗死、脑萎缩。

证候：乏力，气短，咳嗽，纳差，食后不舒，口干苦，脉滑数，舌红，苔薄黄。

辨证分析：脾虚肝郁，肺失宣降。

治则：健脾疏肝，降气化痰。

处方：甲乙煎（自拟方）加味。

茵陈 30g，茯苓 30g，薏苡仁 30g，佩兰 10g，泽泻 10g，郁金 10g，柴胡 10g，连翘 10g，桑白皮 10g，川贝母 15g，杏仁 10g，滑石 10g，芦根 10g，竹叶 10g，生甘草 10g，葶苈子 10g。

[**分析**] 以甲乙煎健脾化湿，疏肝和胃，调理气机；加杏仁、川贝母、芦根清降肺气化痰，葶苈子泄肺气之壅滞，滑石、竹叶利湿。

【二诊】2020 年 6 月 28 日。

气短、乏力、咳嗽减轻，仍有胃胀，脉滑，舌红，苔白微黄。

上方加厚朴 10g（理气消胀），去竹叶。

【三诊】2020 年 8 月 11 日。

纳差、食后不舒减轻，仍有乏力，右胁痛，口干苦，脉滑，舌红，苔薄黄。

5 月 14 日方去葶苈子之泻肺，川贝母改为 10g，加浙贝母 10g、旋覆花 10g、茜草 10g（行肝气之瘀滞）。

【四诊】2020 年 9 月 22 日。

诸症减轻，原方继服。

【五诊】2020 年 12 月 4 日。

复查 CT：双侧胸腔积液、腹水消失，右肺下叶局限性气肿，肝硬化，脾大，食管、胃底静脉曲张，门静脉左支血栓形成，腹腔内及腹膜后多发小淋巴结。

证候：胃痛，偶有咳嗽，胁痛，脉滑，舌红，苔白，舌根部苔黄厚。

上方加丹参 10g、砂仁 10g。

【六诊】2021 年 3 月 31 日。

胃胀，脉滑，舌红，苔白。

处方：继以甲乙煎化裁。

茵陈 30g，茯苓 30g，薏苡仁 30g，佩兰 10g，泽泻 10g，郁金 10g，柴胡 10g，连翘 10g，生甘草 10g，陈皮 10g，生麦芽 15g，浙贝母 10g。

其后更方调治肝硬化等。至 2023 年 8 月 23 日再诊，除偶有右胁痛外，诸症不著，多次复查 CT 未见胸腔积液及腹水。

[**总结**]

（1）该患者为肝癌术后，双侧胸腔积液，腹水。经纯中药治愈，多次复查未复发，疗效是肯定的。

（2）肝癌伴胸腔积液不多见，西医认为肝性胸腔积液在终末期肝病中发生率为 5%~10%，且多为右胸。

（3）笔者曾经治疗一例河北邢台患者，与本例比较如下（表1-1），值得思考。

表1-1　两例患者比较

患者	邢台患者	本例患者
初诊时间	2007年1月8日	2020年5月14日
CT	肝多发占位，腹水，双侧胸腔积液，肺不张	双侧胸腔积液伴双肺下叶不张，腹水
病理	肝癌（混合癌）	肝细胞癌
方药	甲乙煎合通阳化饮五苓散	甲乙煎合降肺气、化痰饮之品
治疗	纯中药治疗	术后服药
疗效	2008年9月16日、9月23日经邢台市某医院、河北医科大学某医院复查CT：胸腔积液及腹水消失。2013年12月底追访无复发	2020年12月4日复查：积液、腹水消失。至2023年8月23日多次复查CT未见胸腔积液及腹水

肺癌术后纵隔多发淋巴结肿大、右侧胸腔积液案

李某，男，57岁，河北省廊坊市某镇农民。

【初诊】2016年12月16日。

主诉：肺癌术后1个月，气短，排便不畅。

现病史：患者于1个月前在河北医科大学某医院行肺部手术，术后病理：右肺角化型鳞癌。

证候：活动后气短，大便2~3日1行，脉滑，舌红，苔白。

影像学检查：纵隔多发淋巴结肿大，右侧胸腔积液。

辨证分析：痰饮阻肺，胃气失降。

治则：化痰饮，畅中气。

处方：四苓散合藿朴夏苓方化裁。

茯苓30g，薏苡仁30g，杏仁10g，猪苓10g，泽泻10g，白术10g，浙贝母10g，藿香10g，厚朴10g，清半夏10g，竹叶6g，当归10g。

水煎服，每日1剂，分2次服。

［分析］方以茯苓、猪苓、泽泻、白术化痰饮，杏仁、薏苡仁、浙贝母降肺气化痰，藿香、厚朴、清半夏畅中理气祛湿，当归润肠。

2016年12月22日、26日二诊、三诊继服原方。

【四诊】2017年1月24日。

证候：气短减轻，脉滑，舌红，苔白。

处方：原方加生黄芪、桂枝益气温阳化饮。

茯苓 30g，猪苓 10g，泽泻 10g，白术 10g，桂枝 10g，生黄芪 30g，当归 10g，杏仁 10g，薏苡仁 30g，桔梗 10g，浙贝母 10g，厚朴 10g，藿香 10g，炒莱菔子 10g。

水煎服，每日 1 剂，分 2 次服。

【五诊】2017 年 2 月 6 日。

咳嗽偶作，时有足麻，大便日 1 行，脉滑，舌红，苔白。

X 线：右肺下叶癌切除术后改变。

上方去桂枝，加紫菀 10g、款冬花 10g、百部 10g、地龙 10g，重在理肺化痰。

其后因糖尿病而复诊调治。

2018 年 1 月 24 日复查 CT：右肺下叶切除术后表现。

复查肿瘤标志物（CEA、SCC、NSE、CYFRA）正常。

［总结］该患者肺癌术后，右侧胸腔积液，纵隔多发淋巴结肿大，经中药治疗在短期内复常，用药可谓平淡中获效。

右乳癌术后右锁骨上淋巴结转移案

贾某，女，55 岁，山东省德州市某县农民。

【初诊】2017 年 2 月 13 日。

主诉：右乳癌术后右锁骨上淋巴结转移。

现病史：患者于 1 年半以前因右乳癌在山东德州市某医院手术，术后口服化疗药治疗，后右锁骨上淋巴结转移，检测：ER（－）、PR（－）、CerbB-2（＋＋＋），行 TP 方案 6 周期及放疗 1 个疗程，建议行赫赛汀治疗，患者拒绝而就诊中医。

从 2017 年 2 月 13 日至 2019 年 9 月 2 日就诊期间先后出现以下证候：左乳胀痛、颈项不舒、饥不欲食、腰酸咳嗽→耳鸣→口干渴、咳痰→腰酸痛→CT 示右肺炎，放射性纤维化，肝内结节（2017 年 8 月 25 日）→超声示肝囊肿，左乳腺小叶增生，左颈部淋巴结可见（2017 年 12 月 21 日）→胃脘不舒、咽部多痰→头晕→右上肢麻木→咳嗽、排便不爽→带下色黄→脑鸣，诸证候均经中医药辨治而缓解。

【复诊】2019 年 11 月 6 日。

复查 CT：腹盆腔多发淋巴结肿大，左腋下淋巴结肿大。

证候：偶有脑鸣，带下色黄，脉弦，舌红，苔白。

辨证分析：痰瘀互结，湿热下注，痰湿蒙清阳。

治则：化痰瘀，清湿热，祛痰湿，醒脑。

处方：身痛逐瘀汤、半夏白术天麻汤化裁。

怀牛膝15g，地龙10g，秦艽12g，羌活10g，香附10g，生甘草10g，当归10g，川芎10g，五灵脂10g，桃仁10g，红花10g，苍术10g，黄柏10g，天麻10g，清半夏10g，陈皮10g。

水煎服，每日1剂，分2次服，每周服6剂。

【复诊】2020年1月20日。

病情如2019年11月6日，脉弦，舌红，苔白。

仍依前法施治。原方加茯苓30g、浙贝母10g、生牡蛎30g、僵蚕10g、蝉蜕10g，以加强化痰软坚通络。水煎服，每日1剂，分2次服，每周服6剂。

【复诊】2020年4月23日。

服上方诸症减轻，复查盆腔CT未见异常，左腋下可见小淋巴结。脉弦，舌红，苔白。

服药显效，原方继服。

【复诊】2020年11月6日。

复查：双乳、腋下、肝、胆、胰、脾、肾、甲状腺、双锁骨上淋巴结超声未见异常。上腹CT：多发肝囊肿，余（－）。

2022年10月中旬追访，诸症未作，病未复发。

［总结］

（1）该患者乳癌术后右锁骨上淋巴结转移，就诊中医，证候复杂，说明体质状态欠佳，治疗过程中坚持辨证论治，治随证变，不拘于乳癌及淋巴结转移上，而后体质状况恢复较好，生活质量亦随之提高。

（2）证候不明显后，复查影像学有异常情况，此时则将客观检查结果纳入辨证思维中而立法处方，治疗后影像学检查除肝囊肿外，原异常所见均复常，其中身痛逐瘀汤的应用值得重视思考。

（3）患者从乳癌术后到淋巴结转移经中药治疗已生存5年以上，远期疗效巩固，其中体现了中医整体治疗、辨证论治的一些优点，而巧思、活法是重要的思维方式。

胰腺占位案

冯某，女，80岁，河北省石家庄某企业职工。

【初诊】2018年9月3日。

主诉：右下腹偶有针刺样痛伴咳嗽、心悸、气短3个多月。

现病史：患者因右下腹痛在河北省某医院查CT报告不除外胰腺占位，查糖链抗原199（CA199）升高（具体数值不详）。

证候：右下腹偶有针刺样痛，咳吐黏痰，心悸，气短，脉弦，舌红，苔白。

辨证分析：肝郁气虚，痰湿阻滞，气血郁滞。

有关检查：胰腺占位，不排除胰腺癌。

注：笔者曾经治一胰腺癌（胰腺CT及CA199异常）患者，初诊（2013年12月11日）时79岁，予调"木""土"，行气血，益带脉（笔者调带脉为之一思），经治疗诸症好转。2015年3月6日复诊：CT示胰腺无异常，CA199复常。追访至2020年，病未复发。

参考上例之治。

处方：生黄芪30g，白术30g，陈皮10g，升麻10g，柴胡10g，党参10g，生甘草10g，当归10g，茯苓30g，桔梗10g，浙贝10g，枳实6g。

水煎服，每日1剂，分2次服，每周服6剂。

［分析］补中益气汤、枳术丸、肾着汤化裁以益气血，解肝郁，调带脉，化痰湿；桔梗、浙贝、陈皮、茯苓行气化痰。《金匮要略》之甘草干姜茯苓白术汤，方治肾着，身体重，腰中冷如坐水中，但"腹重"如带五千钱，徐忠可释曰"盖肾有邪，则腰间带脉常病"，笔者以此方调带脉重用白术。

【二诊】2018年9月17日。

证候：心悸、气短未作，右少腹痛减轻，左少腹胀，大便失禁，脉缓，舌红，苔白。

处方：继以原法化裁。

生黄芪30g，白术30g，陈皮10g，升麻10g，柴胡10g，党参15g，炙甘草10g，当归10g，白芍12g，茯苓30g，干姜6g，浙贝10g，桔梗10g，枳实6g。

水煎服，每日1剂，分2次服，每周服6剂。

【三诊】2018年11月6日。

大便失禁好转，心悸时作，脉缓，舌红，苔白。

治已见效，因心悸时作，予原法加桂枝甘草龙骨牡蛎汤化裁以助心阳、收敛心气。

[分析]《伤寒论》之桂枝甘草汤，由桂枝四两（去皮）、甘草二两（炙）组成，用于"发汗过多，其人叉手自冒心，心下悸，欲得按者"，以复心阳；桂枝甘草龙骨牡蛎汤，由桂枝一两（去皮）、甘草二两（炙）、牡蛎二两（熬）、龙骨二两组成，用于"火逆下之，因烧针烦躁者"，于桂枝甘草汤中加龙骨、牡蛎以潜阳镇逆、收敛心气。

上方加生甘草 10g，桂枝 10g，生龙骨、生牡蛎各 20g，神曲 10g。

水煎服，每日 1 剂，分 2 次服，每周服 6 剂。

以上法化裁，服药至 2019 年 2 月 18 日复诊：前述诸症均减轻，复查 CA199 58.28U/ml（家属言此化验结果比原来下降了不少，因最初 CA199 值遗失，未能对比具体数值）。

现证候：足趾痛，少寐，尿频，脉滑，舌红，苔白。

辨证分析：气血郁滞，膀胱气化失司。

治则：行气血，助膀胱气化。

处方：四逆散、五苓散、四神丸化裁。

柴胡 10g，白芍 15g，枳实 10g，生甘草 15g，茯苓 30g，白术 10g，桂枝 10g，猪苓 10g，泽泻 6g，紫菀 10g，山药 30g，补骨脂 10g，五味子 10g。

水煎服，每日 1 剂，分 2 次服，每周服六剂。

[分析] 方以四逆散中柴胡、枳实行气血，芍药、甘草缓急止痛；五苓散助膀胱气化；四神丸之补骨脂温肾，五味子益气敛阴，取《本事方》二神丸与五味子散药物各半，以脾肾阴阳兼顾。

【复诊】2019 年 3 月 4 日。

服药后足趾痛、夜尿频数好转，时有走窜样身痛，脉滑，舌红，苔白。

更方以身痛逐瘀汤化裁以治痹。

其后多次以身痛等杂病就诊，中药辨证施治，症状均得以减轻，而与胰腺病变相应的症状几无，督促其复查胰腺 CT，但患者及家属均认为无明显症状，而不愿检查。

2024 年 1 月 3 日复查 CT 报告：胰腺内钙化斑，胰腺体部低密度。2019 年 3 月 4 日后至此次就诊期间间断 3 次复查 CA199 均在 50±U/ml，考虑 CA199 是胰腺癌的重要标志物，阳性率可达 79%，当警惕之并定期复查。患者自初诊至此已近 6 年，且已 86 岁高龄，随年龄增长而症状不著，生活质量较好。

[总结] 该例患者因年龄等原因有关检查欠详，但据症状及治疗经过分析，结合 CT 及 CA199 检查，当高度怀疑胰腺癌。纯中药治疗近半年后诸症减轻，其后施治多针对一些杂症，患者生活质量较好，随年龄增长而相关症状无增加，且已

86 岁高龄，因此施治经过亦有一定参考价值。

乳腺癌术后化疗后肝功能受损、
肿瘤标志物（CA125）持续增高案

尚某，女，36 岁，河北省石家庄市某单位职工。

【初诊】2019 年 6 月 12 日。

主诉：乳癌术后 3 个月，化疗 1 个疗程后右上肢肿胀，肝功能异常。

现病史：患者因右乳浸润性癌手术（保乳术，分期 $T_2N_{3a}M_0$ Ⅲc 期）3 个月，化疗 1 个疗程后肝功能受损［丙氨酸氨基转移酶（ALT）200U/L，天门冬氨酸氨基转移酶（AST）117.3U/L］伴右上肢肿胀。

证候：右上肢肿胀，脉弦，舌红，苔白微腻。

辨证分析：患者乳癌术后化疗后肝功能受损，虽无明显消化系症状，仍宜先予调肝，右上肢肿胀乃术后并发，后再调之。

处方：以自拟"甲乙煎"方化裁治之。

茵陈 30g，茯苓 30g，薏苡仁 30g，佩兰 10g，泽泻 10g，郁金 10g，柴胡 10g，连翘 10g，生甘草 10g，浙贝母 10g，生牡蛎 30g。

水煎服，每日 1 剂，分 2 次服。

［分析］以"甲乙煎"方调肝，加浙贝母、牡蛎软坚化痰湿。

【二诊】2019 年 7 月 4 日。

服药平安，右上肢肿胀略减，稍有口苦，脉弦，左关滑，舌红，苔薄黄。

原方加芦根 10g、白茅根 10g 以清利之，水煎服，每日 1 剂，分 2 次服。

以上法治疗至 2020 年 4 月 30 日，复查肝功能结果正常，稍有右上肢肿胀，脉弦，舌红，苔白，改以行瘀通痹法，以身痛逐瘀汤化裁。

处方：怀牛膝 10g，地龙 10g，秦艽 12g，羌活 10g，香附 10g，生甘草 10g，当归 10g，川芎 10g，五灵脂 10g，桃仁 10g，红花 10g，土贝母 10g，生牡蛎 30g。

水煎服，每日 1 剂，分 2 次服。

【复诊】2020 年 6 月 28 日。

右上肢肿胀明显减轻，脉弦，舌红，苔白。

原方继服。

【复诊】2020 年 9 月 17 日。

复查肝功能又有异常，脉弦，舌红，苔薄黄。

继服 2019 年 6 月 12 日初诊方，至 2021 年 3 月 17 日复查肝功能结果正常，其后多次复查肝功能无异常。

注：上述治疗过程中，2019 年 9 月 16 日复诊，因痛经、乳胀，脉滑，舌红，苔白，插服香草汤（当归 10g，川芎 10g，益母草 10g，香附 10g，泽兰 10g，鸡血藤 10g，柏子仁 10g）1 周。水煎服，每日 1 剂，分 2 次服。2019 年 10 月 16 日（末次月经 2019 年 10 月 3 日至 5 日）继服 1 周。

2020 年 1 月 16 日复诊（末次月经 2019 年 12 月 23 日至 26 日），处方：当归芍药散加味（嘱经期服）。当归 15g，川芎 15g，赤芍 10g，茯苓 30g，泽泻 10g，白术 10g，香附 15g。其后痛经好转。

其余时间仍按 2020 年 6 月 28 日方服。

【复诊】2021 年 5 月 10 日。

上肢肿胀及痛经均好转，余症不明显，唯复查肿瘤标志物 CA125>1000U/ml，脉弦，舌红，苔白。

回顾既往治疗过程中，2020 年 1 月 16 日 CA125 155U/ml，2020 年 4 月 30 日 CA125 166.2U/ml，2020 年 9 月 17 日 CA125 117.3U/ml，2021 年 3 月 17 日 CA125 659U/ml。

治则：疏肝理气，化痰解毒，软坚散结。

处方：柴胡 10g，当归 10g，白芍 10g，茯苓 30g，白术 10g，生甘草 10g，土贝母 15g，生牡蛎 30g（先煎），鳖甲 20g（先煎），升麻 10g，荆芥 10g，薏苡仁 30g，清半夏 10g。

水煎服，每日 1 剂，分 2 次服。

［分析］以逍遥散疏肝理气；土贝母、生牡蛎、鳖甲、清半夏、薏苡仁、升麻化痰解毒，软坚散结；当归、荆芥疏经脉，祛痰；升麻、鳖甲为笔者治疗某些癌症的药对，鳖甲一可解毒，二可软坚散结，升麻"主解百毒"（《神农本草经》），且"行瘀血"。再者，升麻升清、鳖甲咸降，一升一降，升降相因而利于气机的条达。

【复诊】2021 年 10 月 25 日。

诸症不明显，脉弦，舌红，苔白。复查 CA125 28.70U/ml。

原方鳖甲改为 30g，水煎服，每日 1 剂，分 2 次服。

【复诊】2022 年 7 月 29 日。

月经后错，无明显腹痛，脉弦，左关滑。复查 CA125 28.60U/ml。

仍以上方化裁巩固之，间断服药。

【复诊】2023 年 7 月 28 日。

已妊娠 8 周，少量阴道出血，脉沉数，舌红，苔白。

以自拟固胎饮治之。处方：菟丝子 30g，桑寄生 30g，杜仲 10g。水煎服，每剂分 2 次服,4 小时服 1 次。嘱患者如有不适,或复查肝功能、CA125 异常再来诊,患者欣然应允,其后未再复诊。

[总结]

1. 甲乙煎的应用

主要药物组成:茵陈、茯苓、薏苡仁、佩兰、泽泻、郁金、柴胡、连翘、生甘草。方以茯苓、薏苡仁、佩兰、泽泻健脾化湿,为君;茵陈、柴胡疏肝,郁金理气,为臣;连翘(或加蒲公英)解毒,为佐;生甘草解毒和中,调和诸药,为使。其加减运用:食欲不振者,加焦三仙;腹胀者,加厚朴或枳实;少寐者,加合欢皮、浮小麦;口苦,舌淡苔黄或黄厚者,加黄柏、栀子、滑石,同时加用扁豆、芡实等。

临床应用:恶性肿瘤化疗肝损伤→乙型肝炎→肝硬化→肝癌。脉多见弦、缓或滑,舌多见质红、淡红,苔薄白、白滑或微黄。

创用之思:起于对恶性肿瘤化疗肝损伤的治疗。化疗肝损伤的基本病机是正气戕伤,肝脾(胃)同损,因此不能单治"肝",应肝脾(胃)同治,而调理脾胃应为主线,这也符合"见肝之病,知肝传脾,当先实脾"的古训,基本治则是健脾化湿,疏肝和胃,调理气机,佐以解毒。脾胃的调理宜避温燥、远壅补,药取轻灵性平味淡为主。所谓解毒,在一定程度上是考虑到癌这一原发病,取其辛散,流通气血,解肝家蕴毒。组方不妄攻伐,以王道之药可以长服,达柔而克刚之效。临床实践以此方治疗了大量的恶性肿瘤化疗肝损伤患者,疗效可靠,应用中发现:中药治疗不仅对肝功能损害有较好的疗效,而且通过整体调整,扶正气保护后天之本,从而有利于抑癌抗癌,且对化疗的胃肠反应及粒细胞减少亦有一定疗效,这是中医药治疗的特点,亦是优点。

临床应用又将该方引申到乙型肝炎→肝硬化→肝癌的治疗(相关实验研究为此应用提供了支持)。

2. 身痛逐瘀汤的应用

(1)乳腺癌术后案

王清任倡痹证有瘀血,身痛逐瘀汤用于痹证疗效颇佳,笔者活用其治疗乳腺癌术后上肢肿痛取得较好的疗效。应用身痛逐瘀汤治疗一例乳腺癌术后患者:本以该方治上肢肿痛,其激素受体检测示雌激素受体(ER)、孕激素受体(PR)均阴性,西医学认为 ER、PR 阴性者,细胞分化差,恶性度高,预后不良。研究表明,临床进行抗雌激素治疗,ER、PR 阳性者,其缓解率可达 70% 以上,而阴性者不足 5%。基因及肿瘤标志物检测:cerbB-2(+++)、Ki-67(+++)。西医学认为:对于前者,许多研究证实其过表达可提高乳腺癌细胞的恶性程度和转移潜能,与乳腺癌预后不良有关,其意义不亚于淋巴结转移情况对乳腺癌预后的影响;对于后者，研究表明 Ki-67 的表达能可靠而迅速地反映恶性肿瘤增殖率，与许多肿瘤的发展、转移、预后有关。该例患者以身痛逐瘀汤为主治疗，基因检测复常，停服中药追访近十年，情况良好。

（2）肺癌伴痹、痿、瘫案

另一例肺癌伴痹（手指、足趾疼痛）、痿（下肢酸软无力）、瘫（右上肢不能抬举）患者：以身痛逐瘀汤化裁治疗，2014 年 3 月 21 日初诊至 2015 年 3 月 15 日，痹、痿、瘫均好转，后追访其肺部影像学检查，肺癌疗效评价为 SD（疾病稳定）。

（3）宫颈癌术后案

侯某，女，河北省石家庄市某单位职工。

初诊：2022 年 7 月 15 日。

主诉：手指、足趾麻木 1 个多月。

现病史：患者因宫颈鳞癌（低分化鳞癌）ⅢA 期，行手术治疗，术后化疗 1 个疗程后 20 天，手指、足趾麻木。

证候：手指、足趾麻木，便干，带下色黄，脉弦，舌淡红，苔白。

辨证分析：经络瘀滞，湿热夹毒下注。

治则：疏经行瘀，清湿热解毒。

处方：身痛逐瘀汤化裁。

怀牛膝 10g，地龙 10g，秦艽 12g，羌活 10g，香附 10g，生甘草 10g，当归 10g，川芎 10g，五灵脂 10g，桃仁 10g，红花 10g，苍术 10g，黄柏 10g，薏苡仁 30g。

水煎服，每日 1 剂，分 2 次服。

复诊：2022 年 8 月 5 日。

指（趾）麻木减轻，带下色黄，脉弦，舌红，苔白。

原方加龙葵 10g，苍术改为 6g，加强解毒之力。

复诊：2022 年 9 月 30 日。

指（趾）麻木好转，带下轻微，仍有便干，伴自汗，脉弦，舌红，苔白。

CT（9 月 21 日）：原盆腔积液未显影。右侧腹直肌增粗伴积气明显吸收，腹盆腔系膜增多紊乱伴多发渗出，较前吸收。

原方加生黄芪 30g 以益气敛汗，黄柏改为 6g。

2023 年 4 月 3 日复诊病未发。

该例值得思考之处在于积气、积液的吸收，为身痛逐瘀汤的应用开拓了新思路。唐容川之《血证论·阴阳水火气血论》谈"水即化气"而"气生于水，即能化水"，"总之，气与水本属一家，治气即是治水，治水即是治气"，可谓此例用身痛逐瘀汤治气血而能去"积气""积液"之一注脚也。

（4）高尿酸血症案

任某，男，35岁，河北省石家庄市某医院医生。

初诊：2023年11月18日。

主诉：尿酸增高3年半。

现病史：患者体检发现尿酸增高（618μmol/L），但无明显症状，曾间断服西药无变化。

证候：脉弦，舌红，苔白。

辨证分析：该例无明显症状，逆推之思维，曾以身痛逐瘀汤治疗有症状之痛风患者，疗效尚佳，随症状改善尿酸亦有下降，故以此处方。

处方：怀牛膝10g，地龙10g，秦艽12g，羌活10g，香附10g，生甘草10g，当归10g，川芎10g，五灵脂10g，桃仁10g，红花10g，瞿麦10g，晚蚕沙10g。

方以身痛逐瘀汤行经通痹，据脉、舌加瞿麦、晚蚕沙导湿浊。

2023年12月16日，服上方1个月，查尿酸降至362μmol/L，病情如初诊，无明显症状，脉弦，舌红，苔白，仍以原方治之。2024年5月11日询其同事曰尿酸无明显增高。

3.香草汤的应用

香草汤为近代名医陈筱宝的经验方，方剂组成：当归、川芎、益母草、香附、泽兰、鸡血藤、柏子仁。香草汤方以养血、活血、行气、化滞四种方法随所见症状而配合，本为治疗经闭而设，很有疗效。据其组方，笔者亦活用其治疗痛经，疗效颇佳，临床上有时将该方与《金匮要略》之当归芍药散合用，其偏重点亦如《青州医谈》所云当归芍药散之治在于"血滞而水亦滞是也"。

4."无证可辨"之思考

笔者临床坚持辨证论治（恶性肿瘤的治疗亦如此），坚持中医理论指导进行辨证论治时，辨证思维很重要。某个西医的病，它含有不同的证候或出现某些特征性的证候，用中医理论指导去辨证论治，随着证候的改善，相应的客观检查指标也会改善，这是临床中屡见不鲜的情况。因之，又可以推衍，用于只有客观检查指标异常而无明显症状（即所谓"无证可辨"）时的治疗。这既是坚持辨证论治的结果，又是辨证论治的发展，也是对待所谓"无证可辨"的一个重要思维方法。

中医"证"的研究是一个重要的理论和临床课题，需要多方法、多层次、多角度地进行研究。近些年来，由于一些客观检查手段的广泛开展，出现了一些只有客观检查指标异常而尚无明显症状的情况。于是乎，出现了所谓"无证可辨"的提法，并因此质疑辨证论治。对这种情况如何看呢？

笔者认为：首先，要检讨对中医"证"之内涵的认识是否全面，无症状不等于无"证"，因为"证"是包括症状在内的四诊资料的综合。无症状时，舌诊、脉象如何？望诊是否充分注意了神、色、形、态？而"神"的望诊更是一个精细的内容，对医生诊病来讲，"望而知之谓之神"，望诊的基本功如何？问诊也绝不是仅仅"十问"，还要考虑患者的性格、家庭影响、生活状况、社会环境、人际关系等因素，《内经》早就提出了要"上知天文，下知地理，中及人事"（中及人事是重要的诊察内容），要"入家问讳，上堂问礼，临病人问所便"，要了解"尝贵后贱""尝富后贫"……所谓"诊有三常"，张介宾注曰"三常，即常贵贱、常贫富、常苦乐之义"。这些内容都要归到"证"中去辨，如此细心揣摩，大多数"无证可辨"者，实有证可辨。

还有一种情况，所谓的"无证可辨"是医者只注意与客观检查阳性发现相应的病的症状，而不注意与这种检查结果提示的病似乎无联系的表现，应该说，这是对"证"之内涵认识的一种缺陷。临床不注意此点，就会淡化辨证论治；注意此点，才能发挥辨证论治的优势。退一步讲，如果上述诊察仍不能获得可供参考的内容，还可以用逆向推理的思路去考虑，因为毕竟某个病相当多的情况是有证可辨的。仅从症状看，从无症状到有症状可视为一个过程，犹如从甲地到乙地的通路，毕竟大多数人是要走这一通路的，因此，参考有证可辨者的常见证候也会对"无证可辨"的治疗提供一些思路。同时，可以把客观检查的阳性发现作为"证"的一个因子纳入"证"中去考虑而"论治"（其实，对"有证可辨"者，客观检查结果也应纳入证中去考虑，针对不同情况，确定其在"证"中的权重地位，在癌的治疗中，这种情况是更可取的）。笔者认为，这也是"证"的研究的一个重要内容。

健康人CA125血清浓度<35U/ml，西医认为CA125具有卵巢特异性，但深入研究发现其也是一种广谱的肿瘤标志物，在胰腺癌、胃癌、乳腺癌、结肠癌、肺癌等患者中也可有不同程度的升高。乳腺癌术后化疗后肝功能受损、肿瘤标志物（CA125）持续增高案中，患者初诊肝功能损伤及后来肿瘤标志物CA125持续升高，均无明显对应症状，似乎无证可辨，运用上述思维就有证可辨了，而且疗效亦证实了其正确性。

2021年5月10日复诊时考虑患者原发病为乳腺癌，清代名医马培之评价《外科证治全生集》时曰："乳岩之治，惟逍遥散最为稳妥。"临床应用其论确有疗效，故方取逍遥散加土贝母、生牡蛎配以清半夏、薏苡仁、升麻、鳖甲化痰软坚散结。升麻、鳖甲是笔者治疗某些癌症的药对，《金匮要略》治疗阴毒和阳毒的升麻鳖甲汤及去雄黄蜀椒方，即用此二药。从升麻、鳖甲的药性及功能来看，鳖甲一可解毒，刘禹锡《传信方》中单此一味药烧存性治肠痈、内痈；二可软坚散结，"其善能攻坚，又不损气，阴阳上下有痞滞不除者，皆宜用之"（《本草新编》）；再者，《本草述》中有一段论述值得回味，其言"鳖甲，类言其益阴，是矣，第丹溪云补阴而更云补气，盖气有阳气、阴气之殊，《经》云，阴虚则无气，无气则死，盖唯是真阴之气有化乃有生，有生即有化……至丹溪乃揭出补阴补气以为言，可谓探其要领矣";另外,该病例用鳖甲,尚有一点考虑,即源于《肘后备急方》中所言"治妇人漏下五色,羸瘦,骨节间痛",此处所言显非带下之轻症。升麻解毒之功,自古皆被医家所推崇。《神农本草经》言其"主解百毒,辟温疾、障邪(一作'瘴气邪气')",《名医别录》言其"主……时气毒疠……风肿诸毒",可见解毒范围之广,且兼有"行瘀血"之功(《本草纲目》),而不致气血凝滞。此外,升麻升清,鳖甲咸降,一升一降,升降相因而利于气机的条达,也便于用药的加减。

　　疾病的选方用药全在于活法善思也。

小细胞肺癌淋巴结转移继发免疫性皮肤病案

　　吴某,男,58岁,河北省廊坊市某镇农民。

　　【初诊】2022年7月18日。

　　主诉:身痒,下肢痒甚难忍20余日,伴疲乏、食欲不振。

　　现病史:患者经天津医科大学某医院确诊为左肺恶性肿瘤(小细胞癌),淋巴结继发恶性肿瘤,已进行4个疗程化疗(其间乏力、纳差、腹胀,偶有腹泻,经过对症施治,症状有所改善)。用度伐利尤单抗已1个多月。近20余日身痒难忍,用西药对症治疗无好转。

　　证候:身痒多抓痕,下肢痒甚,脱屑,足踝部有破溃伤口(治疗前四肢皮肤见彩插1至彩插3),乏力,纳差,脘腹胀,脉缓,舌淡,苔白。

　　辨证分析:气阴两伤,肺气虚,肌肤失荣,痰瘀互结,脾胃虚弱。

　　治则:益气阴,补肺气,疏风止痒,佐以宣肺化痰散结。

　　处方:自拟荆防汤〔组成:荆芥、防风、蝉蜕、苦参、白鲜皮、生地黄、赤芍。笔者曾将此方应用于免疫性全血细胞减少症(皮肤散在紫癜),取得良效〕加味。

　　荆芥10g,防风10g,蝉蜕10g,苦参10g,白鲜皮10g,生地黄20g,赤芍10g,生黄芪10g,枇杷叶10g,浙贝母10g,僵蚕10g。

　　水煎服,每日1剂,分2次服,每周服6剂。

　　〔分析〕以荆防汤益阴行血、疏风止痒,加生黄芪益气,枇杷叶、浙贝母宣肺化痰,僵蚕散结通络。

　　【二诊】2022年8月19日。

　　服药后腹胀好转,乏力稍减,身痒仍甚,近日左目赤,脉缓,舌红,苔白。

　　治则:清肺热,疏达肺气。

　　处方:选奇汤加味。

秦艽 12g，羌活 10g，防风 10g，黄芩 10g，忍冬藤 15g。

水煎服，每日 1 剂，分 2 次服，每周服 6 剂。

［分析］借用选奇汤以秦艽、羌活、防风疏达肺气止痒，黄芩、忍冬藤清肺热，"疏"而兼"清"。

【三诊】2022 年 8 月 31 日。

身痒、目赤减轻，仍有食欲不振，偶有恶心欲呕，脉缓，舌红，苔白。

上方加山药 30g、鸡内金 10g、苏叶 3g、川黄连 4g 健脾胃止呕。

【四诊】2022 年 9 月 14 日。

服上方后，目赤不甚，身痒又著，口干渴，仍不欲饮食，脉滑，舌淡，苔白。

处方 1：7 月 18 日方去黄芪，加生山药 20g、鸡内金 10g、金银花 10g、玄参 10g、生甘草 15g。

处方 2：芦荟 100g、生甘草 100g，共为细末，分次外用，清水调之敷足踝部溃破口。参考刘禹锡之《传信方》治湿疮浸淫，芦荟一两、炙甘草半两研末，先以温浆水洗癣，拭净敷之，立干便瘥。

［分析］2022 年 7 月 18 日方服后，出现目赤，乃热毒内蕴，当"发之"，故生黄芪用之不当。仍以 2022 年 7 月 18 日方去生黄芪，加金银花 10g、生甘草 15g、玄参 10g（仿四妙勇安汤意）以解毒热，生山药、鸡内金健脾胃助消化。

【五诊】2022 年 10 月 19 日。

身痒、目赤已愈（治疗后下肢皮肤见彩插 4），食欲不振、腹泻好转，脉缓，舌红，苔白，仍有咳嗽气短。

更方以调治肺疾。

处方：桑叶 10g，杏仁 10g，浙贝母 10g，川贝母 10g，紫菀 10g，款冬花 10g，金银花 10g，玄参 10g，生甘草 15g，枇杷叶 10g，生地黄 20g，荆芥 10g，蝉蜕 10g，当归 10g，山药 30g，鸡内金 10g，赤芍 10g。

水煎服，每日 1 剂，分 2 次服，每周服 6 剂。

之后数月，每月余来诊 1 次，调理肺疾，至 2023 年 5 月初复诊，皮肤病未复发。其后未再来诊。

［总结］该例严重的皮肤症状应该是免疫药物的副作用，西医应用靶向、免疫药物是恶性肿瘤治疗的一个进展，有一定的疗效（远期疗效尚应注意总结）。但临床所见副作用及不良反应也不少，严重者会影响治疗的实施，这是一个值得重视和研究的问题，严重的副作用不仅干扰治疗的进行，也干扰人体的正常功能，无疑是不利于恶性肿瘤的治疗和康复的，这也是中西医结合治疗中如何应用中药的值得探讨之处。

注：该例 2023 年 5 月初就诊后未再诊，估计乃原发病预后不良。

第二章　癌前病变治验

胃癌术后胃多发息肉、吻合口炎、腺上皮重度异型增生案

魏某，男，59岁，河北省石家庄市某单位职工。

【初诊】 2015年12月31日。

主诉：胃癌术后食欲不振，便溏，烧心。

现病史：患者因胃癌于2013年5月20日在河北医科大学某医院手术。术后病理：腺癌，分期 $T_{4a}N_0M_0$ ⅢA期。术后进行8个疗程化疗，末次化疗2014年5月12日结束。化疗中先后出现食欲不振、恶心呕逆、脘腹胀满、腹痛、口干渴、便干或溏、少寐等。

证候：纳差，便溏，胃灼热，脉滑，舌红，苔白。

胃镜：胃多发息肉。

病理：吻合口黏膜慢性炎症，腺上皮轻度异型增生，胃体黏膜慢性炎症。

辨证分析：脾胃气阴两损，升降失司，气郁痰阻。

治则：养胃降逆，解郁化痰。

处方：启膈方（自拟方，启膈方Ⅰ号：郁金、沙参、丹参、浙贝母、荷叶、茯苓、浮小麦、砂仁、清半夏、麦冬、山药、鸡内金、甘草）化裁。

郁金10g，全蝎6g，蒲公英10g，沙参10g，丹参10g，浙贝母10g，荷叶10g，茯苓30g，砂仁10g，浮小麦30g，清半夏10g，山药20g，鸡内金10g，陈皮10g，薏苡仁30g。

水煎服，每日1剂，分2次服。

［**分析**］启膈方Ⅰ号加陈皮、薏苡仁理气健脾止泻，蒲公英解郁热，去胃热烧心，全蝎通络（启膈方Ⅰ号加全蝎、僵蚕为启膈方Ⅱ号）。

【复诊】 2016年10月10日。

上方服用后诸症减轻。

证候：腰酸痛，口苦，脉缓，舌红，苔黄。

胃镜：吻合口炎。

病理：灶性腺上皮重度异型增生，未见胃息肉。

治则：化湿悦脾。

处方：三仁汤化裁。

杏仁10g，薏苡仁30g，佩兰10g，厚朴10g，滑石10g，清半夏10g，竹叶10g，陈皮10g，茯苓30g，竹茹10g，生甘草10g，蒲公英10g。

水煎服，每日1剂，分2次服。

【复诊】2016年11月25日。

证候：偶有烧心，反酸，脉缓，舌红，苔白厚。

胃镜：吻合口炎。

病理：黏膜慢性炎症。

原方加芦根10g、白茅根10g，加强利湿。

2016年12月21日复诊，诸证几愈，原方巩固治疗。

后经随访，病情稳定。

[总结] 该患者可谓重症胃癌，术后及多疗程化疗后仍有腺上皮轻度→重度异型增生，伴胃多发息肉，存在着疾病复发风险。经中药治疗，息肉消失，腺上皮异型增生逆转，可谓巩固了重症胃癌的远期疗效。

附：启膈方

启膈方Ⅰ号：郁金、沙参、丹参、浙贝母、荷叶、茯苓、砂仁、浮小麦、清半夏、麦冬、山药、鸡内金、生甘草等。

启膈方Ⅱ号：启膈方Ⅰ号加全蝎、僵蚕等。

方解：郁金理气化痰开郁结，砂仁行气，荷叶宣胃气，贝母解郁化痰，半夏化痰降逆，沙参养胃阴，合以浮小麦、山药甘润益胃，鸡内金健胃化积，丹参活血通降，全蝎化痰通络，甘草调和诸药。

临床应用：食管癌及贲门癌、胃癌（包括术后、放疗后、化疗后，以及不宜手术、放疗、化疗的患者）。脉细、缓或弦、滑，舌红，苔白或少苔。

创用之思考：启膈方为笔者参考《医学心悟》之论，汇以古医家有关论述，借鉴"启膈散"的组方法则和用药，结合现代药理研究的有关资料和临床应用体会，开拓思维而拟定的方剂。启膈散为《医学心悟》治噎膈的名方，但以该方治疗癌症却鲜有报道，笔者较早即将启膈散化裁用于食管癌（包括术后、放疗后、化疗后，以及不宜手术、放疗、化疗的患者）的治疗，在改善症状、提高生活质量、延长生存期等方面取得了可喜的疗效。

化裁启膈散是基于以下考虑。

（1）噎膈虽不等于食管癌，但毕竟包含着食管癌。

（2）程钟龄认为："噎膈，燥症也，宜润……结，结热也，热甚则物干。凡噎膈症不出'胃脘干槁'四字。"故以启膈散甘寒濡润，化痰解郁治之。此病机与治法与某些上消化道肿瘤的情况也是基本吻合的。

启膈散中一些药物的实验研究也具有抗癌作用，启膈方（Ⅰ号、Ⅱ号）的实验研究也证实了该方的抗癌作用。

（3）将启膈方用于贲门癌、胃癌（包括术后、放疗后、化疗后，以及不宜手术、放疗、化疗者与晚期患者）的治疗取得了较理想的疗效，由此也拓宽了对"噎膈"病位的认识。

经治疗数例癌前病变，包括食管、胃部疾病，取得了意料之外的效果，不仅临床症状改善，而且病理检查复常，其中数例患者经1~3年追访，病未再发，此点不仅在于扩展了启膈方的应用范围，更在于佐证了启膈方治疗癌症的作用。

慢性萎缩性胃炎黏膜重度肠化案

李某，男，42岁，河北省石家市某厂工人。

【初诊】2016年10月21日。

主诉：胃痛烧心间断发作数年，加重2个多月。

现病史：患者因胃病行胃镜检查提示：慢性萎缩性胃炎，胃窦黏膜病变。病理：黏膜慢性炎症，部分上皮轻度异型增生、中度肠上皮化生（2016年8月31日肠上皮化生Ⅰ级）。

证候：烧心反酸，胃胀，偶有胃痛，便溏，脉缓，舌红，苔白。

辨证分析：脾虚痰湿内蕴。

治则：健脾化痰湿。

处方：三仁汤合藿朴夏苓方化裁。

杏仁10g，薏苡仁30g，藿香10g，厚朴10g，清半夏10g，竹叶6g，陈皮10g，茯苓30g，白及10g，灶心土30g（单包）。

水煎服，每日1剂，分2次服。

【二诊】2016年11月10日。

症状减轻，脉缓，舌红，苔白。原方继服之。

以上方化裁治疗，诸症减轻，2016年12月16日复查胃镜：慢性胃炎？病理：胃窦前壁、后壁黏膜慢性炎症。

注：癌前病变得以逆转。其兄为胃癌，手术治疗后症状仍间断出现而以中药调治。二人对照：该患者比其兄情况要好。

【复诊】2023年7月17日。

证候：偶有胃胀反酸，便溏，脉滑，舌红，苔白。

胃镜：反流性食管炎，慢性胃炎伴黏膜增生表现。

病理：胃窦大弯：中度慢性萎缩性胃炎，重度肠化，间质散在嗜酸性粒细胞浸润，胃角及胃窦小弯表浅胃黏膜慢性炎症，中度肠化。

辨证分析：脾虚湿困。

治则：化湿悦脾（依 2016 年 10 月 21 日方化裁）。

处方：杏仁 10g，薏苡仁 30g，佩兰 10g，厚朴 10g，滑石 10g，清半夏 10g，竹叶 8g，陈皮 10g，茯苓 30g，全蝎 6g，白及 10g，蒲公英 10g。

水煎服，每日 1 剂，分 2 次服。

【复诊】2023 年 8 月 25 日。

证候：反酸未作，便溏减轻，脉舌如前。

上方加旋覆花 10g（布包）、浙贝 10g 化痰制酸。

【复诊】2023 年 9 月 22 日。

证候：便溏减轻，脉缓，舌淡红，苔白。

处方：杏仁 10g，薏苡仁 30g，佩兰 10g，厚朴 8g，滑石 10g，清半夏 10g，竹叶 10g，陈皮 10g，茯苓 30g，生甘草 10g，白及 6g。

水煎服，每日 1 剂，分 2 次服。

【复诊】2023 年 12 月 11 日。

证候：便溏、反酸好转，脉缓，舌红，苔白。

继以原法巩固治疗。

2024 年 2 月 26 日复查胃镜：（病理）胃黏膜轻度慢性炎症。

癌前病变再次逆转。

[总结] 笔者经治多例消化系统癌前病变，坚持辨证论治疗效尚满意，从经治病例看，兼脾虚者不少见，该例治疗值得思考的是疾病逆转 7 年后 2023 年 6 月病情反复而又复发，如何巩固治疗尚不得掉以轻心。

慢性萎缩性胃炎案

（重度肠化，局灶腺体增生）

蒋某，女，63 岁，河北省石家庄市某单位退休职工。

【初诊】2023 年 10 月 25 日。

主诉：胃胀痛、反酸、食欲不振数年，加重 2 个多月。

现病史：患者胃胀痛、反酸、纳差数年。经河北省石家庄市某医院检查，胃镜：慢性胃炎伴隆起糜烂。病理检验报告：胃窦（咬检），慢性萎缩性胃炎，重度肠化，局灶腺体增生。

证候：胃胀痛，以胀为著，反酸，便干，纳差，脉缓，舌红，苔白腻。

辨证分析：脾胃湿困。

治则：化湿悦脾。

处方：三仁汤合藿朴夏苓方化裁。

杏仁 10g，薏苡仁 30g，佩兰 10g，厚朴 10g，清半夏 10g，芦根 30g，陈皮 10g，茯苓 30g，竹叶 10g，生甘草 10g，浙贝 10g。

水煎服，每日 1 剂，分 2 次服。

［分析］藿朴夏苓方为笔者治脾胃湿困或兼湿热喜用之方，常以佩兰代藿香，兼与三仁汤化裁。

【二诊】2023 年 11 月 23 日。

服药后诸症减轻，仍有排便不爽，脉缓，舌红，苔白滑。

原方加炒莱菔子 10g 行气通肠，白腻苔减轻，故竹叶改为 6g。水煎服，每日 1 剂，分 2 次服用，每周服 6 剂。

2023 年 12 月 4 日复查胃镜：①慢性非萎缩性胃炎；②胃多发息肉。

［总结］该患者胃镜示萎缩性胃炎，病理有重度肠化，可谓有癌前病变征兆，中药治疗短期内疗效理想。依中医理论辨证论治亦无什么特殊之处，此点值得思考：尚应巩固观察远期疗效，防止复发。

贲门黏膜腺体轻度异型增生及息肉状增生、胃窦黏膜腺体中度异型增生案

边某，男，51 岁，河北省石家庄市鹿泉区农民。

【初诊】2023 年 3 月 24 日。

主诉：右上腹隐痛伴头晕 2 个月。

现病史：患者因腹痛 1 个多月，于 2023 年 2 月 13 日在河北医科大学某医院行胃镜检查示：贲门左侧壁可见增生性隆起，U 型观察：贲门口无扩大。胃底可见片状红斑，胃窦、小弯侧可见疣状增生，顶部糜烂，余黏膜光滑，可见点片状红斑。十二指肠球部充血水肿，降部可见多发雪片状溃疡。

检查诊断：贲门息肉，慢性非萎缩性胃炎伴疣状增生，十二指肠降部多发溃疡。

病理诊断：十二指肠降部符合溃疡，胃窦黏膜慢性炎症伴部分区域疏松、水肿及部分腺体中度异型增生，贲门黏膜慢性炎症活动期伴腺体轻度异型增生及息肉状增生。

证候：右胁、胃脘隐痛，头晕，脉滑，舌红，苔白。

辨证分析：脾虚痰湿内蕴。

治则：健脾化痰湿。

处方：四君子汤合半夏白术天麻汤化裁。

党参 10g，白术 10g，茯苓 30g，生甘草 10g，白芍 12g，清半夏 10g，天麻 10g，全蝎 6g。

水煎服，每日 1 剂，分 2 次服。

［分析］方以四君子汤健脾益胃，半夏白术天麻汤补脾燥湿、化痰止晕。《医学心悟·眩晕》曰："有痰湿壅遏者，书云头旋眼花，非天麻、半夏不能除是也。"以白芍易陈皮，合甘草，取芍药甘草汤意，缓急止痛，全蝎通经络、祛痰止痛。

【二诊】2023 年 4 月 7 日。

服上方腹痛减轻，偶有头晕，口干苦，脉滑，舌红，苔薄黄。

服药起效，舌红，苔薄黄，故以原方加夏枯草 10g、地龙 10g 清痰热。

其后依此法原方略事化裁，诸证若失。

2023 年 5 月 5 日胃镜复查所见，贲门开闭好。胃：胃腔空虚，胃体黏膜规整，蠕动好。胃角弧形，黏膜光滑柔软，胃窦黏膜红白相间，以红为主。十二指肠球、降部未见异常。胃镜诊断：齿线缘炎？慢性非萎缩性胃炎。

病理：齿线鳞状上皮及柱状上皮呈慢性炎症。

2023 年 11 月中旬因其他病就诊，诉胃病好转。

2024 年 5 月上旬复查胃镜：慢性非萎缩性胃炎。

［总结］该病例为胃多部位病变，病理检查结果提示当警惕癌前病变，因此治疗有防癌作用，无气滞之征，故未用理气药。病程中见舌苔薄黄为痰热之象，思之，一定程度上为由虚向实之兆，故稍事清痰热。

慢性萎缩性胃炎案
（伴肠化及轻中度不典型增生）

王某，女，45 岁，河北省石家庄市某县农民。

【初诊】2016 年 5 月 5 日。

主诉：间断胃脘不舒 1 年余。

证候：恶心胃痛，偶有烧心，月经提前，经前稍腹痛、乳痛，口干，脉弦，舌红，苔白。胃镜（2016 年 4 月 11 日）示：慢性萎缩性胃炎。病理：伴肠化及轻中度不典型增生。

辨证分析：肝郁气滞，痰湿内蕴。

治则：疏肝解郁，和胃化痰湿。

处方：逍遥散合藿朴夏苓方化裁。

柴胡 10g，当归 10g，白芍 10g，茯苓 30g，薏苡仁 30g，生甘草 10g，佩兰 10g，杏仁 10g，厚朴 8g，清半夏 10g，陈皮 10g，竹茹 10g，生麦芽 15g。

上方加减调治近 2 个月，复查胃镜示：慢性非萎缩性胃炎。2022 年初复查未见复发。

食管鳞状上皮中度不典型增生案

纪某，男，49 岁，河北省石家庄市某单位职工。

【初诊】2007 年 5 月 8 日。

主诉：胸口灼热、食欲不振、呃逆、口干、便溏半年，加重 2 周。

现病史：患者半年前无明显诱因出现胸口灼热、食欲不振、呃逆、口干、便溏，未服药治疗，近 2 周症状加重。检查胃镜病理示：食管鳞状上皮不典型增生（中度）。

证候：胸口灼热，食欲不振，呃逆，口干，便溏，面色少华，声低懒言，脉弦，舌红，苔薄白，欠润。

辨证分析：痰气阻滞，胃阴灼伤。

治则：解郁化痰，育阴生津。

处方：启膈方（自拟方）。

郁金 10g，沙参 10g，丹参 10g，浙贝母 10g，荷叶 10g，茯苓 30g，砂仁 10g，浮小麦 30g，清半夏 10g，麦冬 15g，山药 30g，鸡内金 10g，生甘草 10g。

每日 1 剂，水煎取汁 300ml，分早、晚 2 次服，每周服 6 剂。

【二诊】2007 年 5 月 15 日。

食欲不振、呃逆、口干减轻，余症同前。继服上方 2 个月后，诸症若失，复查胃镜，病理示：食管黏膜慢性炎症。效不更方，继服该方 4 个月，复查胃镜示：食管黏膜光滑，未取活检组织。

［总结］分析上述医案，明显看到治疗原则就是在中医理论指导下辨证论治，所用处方（包括个别自拟处方）也无何特殊，所涉及的脏腑辨证以肝、胆、脾、胃为主，关键在于"活法""善思"。

直肠息肉案

（绒毛状管状腺瘤伴腺上皮重度异型增生）

史某，女，62岁，河北省石家庄市农民。

【初诊】 2015年4月1日。

主诉：直肠癌术后左少腹痛伴便溏后重。

现病史：患者于2014年6月因直肠癌行手术治疗（术后病理：腺癌，分期 $T_3N_1M_0$）术后便溏后重，间断左少腹痛。复查肠镜：直肠息肉。病理：绒毛状管状腺瘤伴腺上皮重度异型增生。

证候：左少腹隐痛，口苦，伴便溏后重，脉缓，舌红，苔白微黄。

辨证分析：肝郁气滞，脾虚湿热内蕴。

治则：疏肝理气，健脾祛湿清热。

处方：逍遥散合枳术汤化裁。

柴胡10g，当归10g，白芍10g，茯苓30g，白术10g，薏苡仁30g，败酱草10g，生甘草10g，枳实10g，茵陈30g，佩兰10g，郁金10g，白茅根10g，全蝎6g。

水煎服，每日1剂，分2次服，每周6剂。

［分析］方以逍遥散疏肝理气，郁金佐之，枳术汤健脾导滞，薏苡仁、败酱草祛湿清热，茵陈、佩兰、白茅根祛湿佐之，全蝎通络止痛。

【二诊】 2015年4月30日。

少腹痛减轻，脉细，舌红，苔黄微腻。

湿热显著，上方去白术，加苍术10g、黄柏10g、滑石10g、芦根10g，清热利湿更进一筹。水煎服，每日1剂，分2次服，每周6剂。

【三诊】 2015年5月22日。

便溏好转，少腹痛偶作，脉细，舌红，苔白。

湿热势减，仍以2015年4月1日方加芦根10g、滑石10g治之。水煎服，每日1剂，分2次服，每周6剂。

【四诊】 2015年6月18日。

后重好转，便前稍有左少腹痛，大便2~3次/日，口干，脉细，舌红，苔白。

依2015年4月1日方意化裁：枳术汤改枳术丸，偏重健脾，少佐车前子实大肠。

处方：柴胡10g，当归10g，白芍10g，茯苓30g，白术15g，枳实10g，薏仁

30g，佩兰 10g，全蝎 6g，焦三仙各 10g，车前子 6g（布包），延胡索 10g，生甘草 10g。

水煎服，每日 1 剂，分 2 次服，每周 6 剂。

【五诊】2015 年 7 月 22 日。

诸症好转，复查肠镜及 CT 未见明显异常，脉细，舌红，苔白。

上方间断服之，巩固治疗。

至 2016 年 12 月 27 日因糖尿病复诊检查，原直肠病无复发。

［总结］该患者直肠癌术后 9 个多月检查示直肠息肉，病理示癌前病变，坚持辨证论治，以健脾为主线，辅以理气，所谓"理气则后重自除"，据证调整健脾与理气之比例（枳术汤、枳术丸）。随证更换清利湿热，中病而止，勿使过之而获救，且疗效巩固。

第三章　其他疑难病证治验

小儿发热案
（每旺于鸡鸣时 2 个月余）

邹某，女，10 个月。

【初诊】 2023 年 7 月 19 日。

其母（河北省某医院职工）咨询云：患儿发热 2 个月，体温可达 38.0~38.4℃，曾服小柴胡汤加石膏，桂枝汤加石膏、青蒿，发热未退且腹泻 7~8 次 / 日，而停服中药改服益生菌，发热、腹泻依然，询问治法，嘱试服银翘散方。

【二诊】 2023 年 7 月 21 日。

此次携患儿就诊，其服上方发热未退，大便 3~4 次 / 日，其母代述：发热每于清晨 2~4 时为甚，体温仍达 38.0~38.4℃，其后可慢慢退热，有汗，不恶寒，热时手足心热，有时中午 11 时左右体温可降至 37.4℃ 左右，咽有痰，翌日再发热如故。

诊见：患儿精神不萎靡，呼吸均匀，尺肤欠温，指纹淡红、隐风关，脉细数，舌红，苔白。嘱其母携儿回家，待思索后再通知其处方。

［思考］患儿发热 2 个月余且可达高热，之前服药清之不应，本次初诊疏透亦不应，何故？

依中医病因说，可大抵分外感六淫、内伤七情及饮食所伤，小儿少情志病但并非无情志病，如惊恐发病，亦有时发热，但少高热，且不会病延 2 个月，其次，小儿病多外感或伤食，患儿哺乳期又食益生菌，伤食之因不多，依外感施治疏之不应，清之亦不应，其病涉及变蒸发热乎？

《小儿药证直诀·变蒸》云："小儿在母腹中，乃生骨气，五脏六腑，成而未全。自生之后，即长骨脉，五脏六腑之神智也。变者，易也。巢论云：上多变气，又生变蒸者，自内而长，自下而上，又身热，故以生之日后，三十二日一变。变每毕，即情性有异于前，何者？长生脏腑智意故也……三十二日……为一变，亦曰一蒸……凡一周遍，乃发虚热，诸病如是。二百五十六日八变生大肠。其发肤热而汗或不汗……经云变且蒸，谓蒸毕而足一岁之日也。师曰：不汗而热者，发其汗，大吐者微下，不可余治，是以小儿需变蒸。"此小儿发育中或有之发热，且持续时间可较长，所谓"蒸毕而足一岁之日也"，就其治法，《小儿药证直诀》言之不详，只云"不汗而热者发其汗，大吐者微下"，但却告诫"不可余治"。

再摘其他医家之论而言。《小儿卫生总微论方》曰："变者易也，蒸者热也……有变蒸者，以体具未充，精神未壮，尚资阴阳之气，水火之济，甄陶以成，非道之自然，以变为常者哉……体热者，则以血脉敷荣，阳方外固，为阴使也……若热甚违日不歇，不得惊动，勿令旁边人多而语杂，不可妄行灸刺，但少与紫丸微利之，则热便止矣，或用孙真人肘后黑散子粉香散调治亦可，唯不可余治……若伤寒时行温病……乃为他病，各从其证为治。"

《幼科直言》曰："见变蒸症也，即宜少与乳食……不可妄投药饵。"

另外，《幼幼集成》论及变蒸曰："而以此等定局，以限其某时应变，某时应蒸，予临证四十余年，从未见一儿依期作热而变者……凡小儿作热，总无一定，不必拘泥。"

张景岳亦言："小儿变蒸之说，古所无也……又如小儿之病与不病，余所见所治者，盖亦不少，凡属违和，则不因外感，必以内伤，初未闻有无因而病者，岂真变蒸之谓耶！虽有变蒸之说，终亦不能信！"

分析医家之论如下。

（1）《小儿药证直诀》所言变蒸的具体状况有些臆测，也少临床验证，这或许是一些医家质疑的主要原因，但也不可不考虑：此为小儿发育中"长骨脉，五脏六腑之神智"，也就是说，这是发育中一种或有情况，其必涉及肾，因肾主骨，肾藏精，精舍神（智），这个过程中是有可能发热的（亦即《小儿卫生总微论方》所言"体热者，则以血脉敷荣，阳方外固，为阴使也"）。但并不是所有小儿都有此情况，乃"体具未充，精神未壮……非道之自然，以变为常者哉"。

（2）诸医家皆指出"不可余治"，《幼科直言》亦曰"宜少与乳食"，"不可妄投药饵"，对《小儿卫生总微论方》所言之治，有的医家亦指其不妥，即《小儿卫生总微论方》所言"若伤寒时行温病……乃为他病，各从其证为治"。

鉴别诊断很重要，该患儿之病发于8个月龄，或许为变蒸发热（从治疗经过亦可逆推思之），初始之治，或许用方之过，失于寒凉而伤脾胃（从伴发腹泻亦可知）。

因此，对该患儿的辨证分析综合考虑要落在脾肾功能上，特别是热型，更值得重视，热每于晨2~4时为甚，此乃"鸡鸣之时"，与"鸡鸣泄"病发时相似，推敲"鸡鸣泄"之病机，"人卧阴阳平调，起而阳动，因其阳虚所以阳动而失恋（失于调和之意）故泄，且晨为木时，木盛则克脾土，因肾阳不足而虚衰，故见泻也，一起则泻"。

治则：仿四神丸之治。

处方：补骨脂 6g，吴茱萸 6g，肉豆蔻 6g，五味子 5g，荆芥 3g。以四神丸稍加荆芥宣透，处方告知患儿之母。

【三诊】2023 年 7 月 28 日。

其母代诉：服上方 2 剂，患儿体温下降，夜间体温最高达 37.8℃，晚上 11 时左右下降至 37.1℃，凌晨 2~4 时未再高热。

已服药 6 剂，偶有干呕，大便 5 次 / 日，矢气多。

服药已效，继服原方化裁：五味子改为 6g，荆芥改为 4g，经云"清气在下，则生飧泄"，故加葛根 4g 升清、神曲 4g 健脾。

【四诊】2023 年 7 月 31 日。

其母代述：7 月 28 日方服药 3 剂，患儿体温持续向好，7 月 28 日凌晨 2~4 时体温为 37.5℃，之后降至 37.1℃，大便 3~4 次 / 日，便黄，稍咳，偶有干呕。

原方神曲改为 6g，加紫苏叶 2g。

【五诊】2023 年 8 月 4 日。

数日来只有一日体温达 37.6℃，余皆为 37℃，偶有咳嗽，干呕，有汗，指纹淡红、隐风关，尺肤润，脉缓，舌正红，苔薄白。

更方健脾胃，予四君子汤加味：党参 6g，白术 4g，茯苓 10g，生甘草 10g，神曲 6g，葛根 4g。

后询问其母，言病情平稳，服药 2 日腹泻亦减轻，患儿拒服药而停服。

一些小儿发热时，服药相对不太困难，一旦热退则服药更困难，此乃热退而知五味之故，因此可停药乳食调之。

其后截至 2023 年 11 月中旬数次追访，其母曰：发热未作，亦未服任何药。

[总结] 该患儿发热 2 个月余，以四神丸化裁施治，2 剂体温即下降，服药近半月而收功，从治疗看，此患儿为脾肾阳虚之发热，当为通论，但思维过程却是参考了小儿变蒸发热，依据其热型以治鸡鸣泄之四神丸加味治疗，辨证思维起了很大作用，可谓"善思""活法"之一例也。

不孕症—胞漏—子肿—膜性肾病案

张某，女，29 岁，河北医科大学某医院医生。

【初诊】2019 年 6 月 24 日。

主诉：婚后 3 年不孕。

现病史：结婚 3 年，夫妻正常生活，未避孕而未孕。2017 年 8 月于河北省某医院行超声检查：右侧子宫残角，右输卵管不通。2018 年曾监测排卵 6 个月，其中 3 个月未排卵。平素月经后错十余日至 3 个月，量少色暗，有血块，经期腹痛。

证候：情志不舒，偶有胃胀，少腹不温，经期少腹发凉，便溏，时有腰酸痛，脉弦，舌红，苔白，末次月经 2019 年 6 月 20 日来潮。

辨证分析：肝郁脾虚，气滞血瘀，湿聚。

治则：疏肝健脾，行气活血，祛湿。

处方：当归芍药散。

当归 10g，川芎 10g，赤芍 10g，茯苓 30g，泽泻 10g，白术 10g。

水煎服，每日 1 剂，分 2 次服，每周服 6 剂。

两周后，服香草汤（近代名医陈筱宝经验方）：当归 10g，川芎 10g，益母草 10g，香附 10g，泽兰 10g，鸡血藤 10g，柏子仁 10g。

水煎服，每日 1 剂，分 2 次服，每周服 6 剂。

【二诊】2019 年 7 月 24 日。

上次月经 2019 年 6 月 25 日经净，7 月份监测有排卵。本次为月经第 2 天，经色正，无腹痛，脉弦，舌红，苔白。依前法调治。

处方：逍遥散加味。

柴胡 10g，当归 10g，白芍 10g，茯苓 30g，白术 10g，炙甘草 10g，鸡血藤 10g，柏子仁 10g。

水煎服，每日 1 剂，分 2 次服，每周服 6 剂。

服药两周改服香草汤。

【三诊】2019 年 8 月 27 日。

末次月经 2019 年 8 月 19 日至 23 日，无不适，脉弦，舌红，苔白。

处方：2019 年 7 月 24 日方加香草汤。

水煎服，每日 1 剂，分 2 次服，每周服 6 剂。

【四诊】2019 年 9 月 10 日。

近 2 个月月经基本正常，仍未受孕，脉弦，舌暗红，苔白。

予《医林改错》之少腹逐瘀汤加味做胶囊服。

处方：小茴香 20g，干姜 15g，延胡索 20g，五灵脂 20g，没药 20g，川芎 20g，当归 20g，蒲黄 20g，肉桂 8g，赤芍 20g，鸡血藤 30g。

共为细末装胶囊，每次服 3g，每日 2 次。

【五诊】2019 年 10 月 23 日。

诉 2019 年 9 月 20 日尿妊娠实验阳性，因 9 月 22 日至 26 日阴道下血，行人工流产，2019 年 10 月 21 日，月经来潮，舌红，苔白，脉弦。

处方：生化汤。

当归 10g，川芎 10g，桃仁 10g，炙甘草 10g，干姜 6g（微炒黑）。

水煎服，每日1剂，分2次服，每周6剂。

［分析］生化汤为《傅青主女科》方，由当归、川芎、桃仁、炙草、黑姜组成，用于产后恶露不行、少腹疼痛，笔者思之其有类于西医"清宫"之义，所谓有"化"有"生"之化瘀生新的作用。

【六诊】2019年12月18日。

末次月经2019年11月18日至23日，经色正，舌红，苔白，脉滑。

予服香草汤。

【七诊】2020年1月13日。

尿妊娠试验阳性。2020年1月12日阴道出血，因2019年9月22日妊娠后下血行人工流产，故妇科建议再行人工流产，笔者阻之。

处方：固胎饮（自拟方）化裁。

菟丝子30g，桑寄生30g，川断10g。

水煎服，每日服2剂，每4小时服1/2剂，1月22日出血止。

【复诊】孕34周，下肢浮肿，查尿常规示尿蛋白（+++），妇科建议终止妊娠，笔者再次阻之。遵《备急千金要方》之鲤鱼汤变通，鲤鱼1条或间断用鲫鱼1条加冬瓜皮30g同煮，喝汤食肉，连服数日，下肢浮肿好转，查尿常规示尿蛋白（-）。足月生一健康女婴（剖宫产），产后3个月复查尿常规：尿蛋白（+），潜血（++）。24小时尿蛋白定量：1871mg。肾穿病理印象：膜性肾病。脉滑，舌红，苔白。

处方：猪苓汤化裁。

猪苓10g，茯苓30g，泽泻10g，阿胶10g（烊化），滑石10g，生甘草10g，金银花10g，蝉蜕10g。

水煎服，每日1剂，分2次服，每周服6剂。

上方服药52天，偶加墨旱莲10g或生地黄20g，查尿常规：尿蛋白（-），潜血（++）。继服原方加减3个月，尿常规：尿蛋白（+），潜血（-）。脉滑，舌红，苔白。

处方：六味地黄丸化裁。

生地黄20g，山萸肉10g，山药30g，茯苓30g，丹皮10g，泽泻10g，猪苓10g，金银花10g，蝉蜕10g，墨旱莲10g。

水煎服，每日1剂，分2次服，每周服6剂。

服药1个月，查尿常规正常，继服原方1个月，病无复发，遂停药。

追访至2023年11月底病无复发，且2021年8月尿妊娠试验阳性，又一次怀孕40余天，足月再生一孩。

［总结］该患者病程中历四个病证，即不孕症、胞漏、子肿、肾病，均以纯中

药治愈，显示了中医药的优势。

1. 不孕

治疗不孕症重在掌握两个字：一曰"调"，即调月经，调身体状况。陈无择求子论："凡欲求子当先察夫妻有无劳伤、痼害之属，依方调治，使内外和平，则妇人乐有子也。"二曰"通"，即通经脉，调冲任。有些不孕症患者，"调"之中即可受孕，如调后未孕，可再"通"之。

本患者一侧输卵管不通，排卵功能不良，且月经愆期，经量少，有块色暗，经期腹痛，故首当调之。方取当归芍药散、香草汤化裁或酌加柴胡（肝为女子之先天，当归芍药散合柴胡、甘草即含逍遥散意）。

仲景当归芍药散为治妇人腹痛方，《三因极一病证方论》言："该方常服通畅血脉。"《青州医谈》云："当归芍药最深之症，面色萎黄，腹中如有物而非块，又如包物之状，若是者，用之奇效。要是因血滞而水亦滞者也。"此为气血水（湿）兼调之方。

香草汤为近代名医陈筱宝经验方，出自《近代中医流派经验选集》，原文如下：香草汤方由香附子、益母草、鸡血藤、当归、泽兰叶、大川芎、柏子仁、红糖等组成。书云："一般认为经闭有血枯、血瘀、寒凝、气滞四种情况，因此用补血、行瘀、温中、解郁等法，而立不同类型之方剂。其实病患往往不是单纯由一种病因所引起，血枯也许兼有气郁，气郁或许兼有血瘀，不能片面地看问题，如审因不正确，以药试病，自不易中肯……经闭主要是辨虚实两因，方以香草汤养血、活血、行气、化滞四种方法随所见症状而配合，很有疗效。如身体坚实，证见腹痞，有块痛拒按，可于本方中加牛膝、莪术、红花，行血化瘀而不伤正气，用之多效。凡虚损劳瘵，先天不足，发育不健全者，便非此汤所宜。"

笔者以为，其熔养血、活血、行气、化滞于一炉，正月经期用药之大法，因此将该方用于经期腹痛，经血色深有块，或伴乳房胀痛者，颇有效验。

故取二方化裁以"调"之。患者"调"后月经基本正常，且服药中监测有排卵，但仍未受孕，故更方以"通"之，选少腹逐瘀汤化裁。该方由小茴香七粒（炒）、干姜二分（炒）、延胡索一钱、没药二钱（炒）、当归三钱、川芎二钱、官桂一钱、赤芍二钱、蒲黄三钱（生）、灵脂二钱（炒）组成，水煎服。王清任赞此方"种子如神"。笔者分析王清任言小产之因："先有瘀血占其地，胎至三月再长，其内无容身之地，胎病靠挤，血不能入胎胞，从傍流而下，故先见血。血既不入胎胞，胎无血养，故小产。"可悟其所以养胎在于调理了胞宫中的内环境，此无疑也有助于种子。《素问·上古天真论篇》曰："女子……二七而天癸至，任脉通，太冲脉盛，月事以时下，故有子。"一"通"一"调"才能优化胞宫环境，利于种子。

对于该例用少腹逐瘀汤的变通点有二：一者因汤剂味感不佳，故改用胶囊，亦获效；二者患者经期少腹发凉，故增加了小茴香、干姜、肉桂的用量比，经上法调治患者即受孕。

2. 妊娠中阴道下血

此名胎漏，《备急千金要方》云漏胞，曰"胞干则死"。《妇人大全良方》云："夫妊娠漏胎者，谓妊娠数月，而经水时下也。此由冲任脉虚，不能约制手太阳、少阴之经血故也。冲任之脉为经络之海，起于胞内。手太阳小肠脉也，手少阴心脉也，是二经为表里，上为乳汁，下为月水。有娠之人，经水所以断者，壅之养胎，蓄之以为乳汁也。冲任气虚则胞内泄，不能制其经血，故月水时下，亦名胞漏，血尽则人毙矣。"

"胞干""血尽"，则胎死，"不干""不尽"就不一定死。患者妊娠后下血即行人工流产（此时笔者因公外出未及时阻止），再次怀孕后又胎漏，笔者阻止了其人工流产，而以自拟方固胎饮调之，该方由菟丝子、桑寄生、杜仲组成，为治堕胎、小产（习惯性流产）方。对堕胎、小产，历代医家在理论与临床方面有很多论述。笔者推崇张锡纯之论，他在《医学衷中参西录》中有云："流产为妇人恒有之病，而方书所载保胎之方，未有用之必效者。诚以保胎所用之药，当注重于胎，以变化胎之性情气质，使之善吸其母之气化以自养，自无流产之虞；若但补助妊妇，使其气血壮旺固摄，以为母强自能荫子，此又非熟筹完全也。是以余临证考验以来，见有屡次流产者，其人恒身体强壮，分毫无病；而身体软弱者，恐生育多则身体愈弱，欲其流产而偏不流产。于以知：或流产，或不流产，不尽关于妊妇身体之强弱，实兼视所受之胎善吸取其母之气化否也。"尤其用菟丝子、桑寄生之巧思，变通其寿胎丸而成固胎饮，临床应用其效颇佳，患者用上方后胎漏止而足月生产。

3. 妊娠中下肢浮肿

患者查尿常规示尿蛋白（+++），此为子肿，未遵西医妇科终止妊娠之建议而变通千金鲤鱼汤服之。《备急千金要方》治妊娠腹大，胎间有水气，鲤鱼汤：鲤鱼一头重二斤，白术五两，生姜三两，芍药、当归各三两，茯苓四两，上六味㕮咀，以水一斗二升，先煮鱼熟，澄清取八升，内药，煎取三升分五服。变通点在于无鲤鱼，鲫鱼也可；原方喝汤不食肉，变通为可食鱼肉；以冬瓜皮代原方当归、芍药、白术。服药后下肢浮肿消失，尿常规示蛋白转阴，而平稳妊娠至足月。

4. 尿蛋白、尿潜血阳性

产后3个月查尿常规：尿蛋白（+），潜血（++）。治疗思路：先从"尿血"入手，处以猪苓汤化裁。仲景猪苓汤条文曰："脉浮，发热，渴欲饮水，小便不利者，猪苓汤主之。"尤在泾曰："猪苓汤，行阴之化，热入久而阴伤者宜之也。"成无己："猪苓汤，以泻下焦之热也。"赵羽皇："仲景制猪苓汤以行阳明、少阴二经水热……方中阿胶质膏养阴而滋燥……是利水而不伤阴之善剂也。"据脉证，重在清下焦之热，而不伤阴，服药后潜血转阴，尿蛋白（＋）。据脉证更方六味地黄汤化裁。

思路在于：尿蛋白可归于"精"之范畴，肾藏精，又"肾者，主蛰，封藏之本"，故助肾则封藏固精，而助肾大要从肾阴、肾阳调之。该例脉滑，故从肾阴调治，处以六味地黄丸，加金银花、蝉蜕，在于佐以清肺（金水相生以助肾），加墨旱莲佐生地黄以凉血。服上方后尿常规复常，且再次怀孕后，其病也无复发。

该患者为一西医，深感中药的疗效，故病愈后又推荐一个邯郸患者，婚后3年余未孕，经笔者调治生一女孩。说明什么问题？中医信誉在于疗效也。

附：治疗不孕症的一点"艺"想

不孕症的治疗"调神"很重要，《素问·上古天真论篇》言"男子二八……阴阳和，故能有子"，对于阴阳和，《周易·系辞下》曰："男女构精，万物化生。"喜多村直宽则注曰："阴阳和，盖谓男子二八而阴阳气血调和耳。"但笔者心悟："阴阳和"亦应考虑"神和"，即男女双方的和谐、合作。《内经》指出医者应"中知人事"，不孕症会有何"人事"情况呢？对于不孕症，夫妻双方及家庭成员会有一些不同的想法，以笔者观察有两种情况较多见：其一为"急"，越不能生育越着急，甚至形成房室失节而伤精耗气；其二为"怨"，明里暗里埋怨有问题的一方（有的虽明里不说但内心并不坦然）。

考虑此，笔者的做法是：其一，告知患者应养神，泰然处之，注意欲速则不达。其二，男女双方共调理，通常做法是：问题在女方者以治女方为主，男方如无大问题可服六味地黄丸，每日1次，每次9g；问题在男方者，以治男方为主，女方如无大问题可间断服逍遥丸，每日1次，每次9g。这样做的原因是：男方用六味地黄丸意在育阴养精，女方用逍遥丸意在疏肝健脾，据笔者临床体会，二药皆平和之品，用之无妨。用逍遥丸亦即所谓妇科以治肝为首务。用六味地黄丸的考虑：①该方出自钱乙之《小儿药证直诀》（即地黄丸），钱氏学术观点中，小儿易虚易实（即稚阴稚阳之体），故可知其组方平稳而少偏颇。②六味地黄丸用于小儿"五迟"，主治"胎气不成而神不足"，可知其利于生长发育，心肾皆益之。③俗云此方滋肾阴，但从《小儿药证直诀》分析，钱乙并非仅强调其滋阴，如书中言主治有"肾气不足"而治肾怯失音、囟开不合、神不足之外，又有面色㿠白，可见其既益精亦益气。又该方可治解颅，而钱氏云解颅为"肾气不成也"。其所治病二十三证中：李寺丞子，三岁，病搐，自卯至巳。数医不治，后召钱氏视之。搐目右视，大叫哭……钱用泻肺汤泻之，二日不闷乱，当知肺病退。后下地黄丸补肾，三服后，用泻青丸、凉惊丸各二服。又医案：东都王氏子，吐泻，请医药下之，至虚，变慢惊。其候，睡露睛，手足瘛疭而身冷……钱用益黄散、史君子丸，四服，令微饮食。至日午果能饮食……后又不语，诸医作失音治之。钱曰：既失音，开目而能饮食。又牙不紧，而口不紧也，诸医不能晓。钱以地黄丸补肾，所以然者，用清药利小便，致脾肾俱虚，今脾已实，肾虚，故补肾必安。治之半月而能言，一月而痊也。由上可见，若泥于该方"补阴"则不全面。

二药男、女各间断少量服之，则不必虑及阴阳失调，而其意则在于：男女双方共调，"谁也别怨谁"，而达调神之目的。这多少也是一种"艺"吧（所谓医者，艺也）！

对于"调神"，西医通常不太重视，但临床则必须时时思考之，亦所谓"粗守形，上守神"，"尚和"以愈病也。

不孕症案
（卵泡发育不良）

张某，女，河北省石家庄市个体经营者。

【初诊】2021 年 3 月 17 日。

主诉：已婚 4 年，未孕，自述已做过输卵管造影、性激素六项、甲功五项均正常。卵泡成长慢，发育不良，做过三次促排，两次未破卵。配偶查精液常规，正常形态精子数量百分率低于参考值。

证候：月经后错，量少，经色深有块，经前及经期腹痛，带下色黄，脉弦，舌正红，苔白。末次月经 2 月 25 日至 28 日。

辨证分析：肝郁、气滞、血滞。

治则：疏肝解郁行血。

处方：逍遥散合当归芍药散化裁。

柴胡 10g，当归 10g，赤芍 10g，茯苓 30g，白术 10g，泽泻 10g，川芎 10g，益母草 10g，鸡血藤 10g，生甘草 10g。

水煎服，每日 1 剂，分 2 次服，每周 6 剂。

配偶：服六味地黄丸，每次 9g，每日服 2 次，可长期服用，女方怀孕可停服。

【二诊】2021 年 4 月 7 日。

证候：经前乳房胀痛持续 1 周左右，末次月经 4 月 5 日来潮，经量中等偏少。脉弦，舌红，苔白。

处方：当归芍药散。

当归 10g，川芎 10g，赤芍 10g，茯苓 30g，泽泻 10g，白术 10g。

水煎服，每日 1 剂，分 2 次服，每周 6 剂。

【三诊】2021 年 5 月 26 日。

证候：月经量少，经期乳痛，脉缓，舌淡红，苔白。末次月经 5 月 10 日至 12 日。

处方：仍以原法化裁。

当归 10g，川芎 10g，赤芍 10g，茯苓 30g，泽泻 10g，白术 10g，鸡血藤 10g。

水煎服，每日 1 剂，分 2 次服，每周 6 剂。

【四诊】2021 年 6 月 18 日。

证候：末次月经 6 月 9 日至 11 日，月经量前两天正常，经量较前增多，仍有月经前乳房胀痛，经期腹痛，脉弦，舌红，苔白。

处方：继服当归芍药散。

当归 10g，川芎 10g，赤芍 10g，茯苓 30g，泽泻 10g，白术 10g。

水煎服，每日 1 剂，分 2 次服。

【五诊】2021 年 7 月 30 日。

患者诉：末次月经 7 月 17 日至 19 日，月经量中等，经期第 1 天腹痛，月经前 1 周乳房胀痛。排卵监测：7 月 2 日排卵。超声检查：右侧卵巢有 2.7cm×2.5cm 巧克力囊肿。7 月 24 日卵泡监测 1.7cm×1.55cm，26 号破卵。

证候：月经色深有块，经期腹痛，乳痛，带下色黄，脉弦，舌红，苔白。

处方：依原法施治。

柴胡 10g，当归 10g，白芍 10g，茯苓 30g，白术 10g，生甘草 10g，川芎 10g，鸡血藤 10g，柏子仁 10g，香附 6g。

【六诊】2021 年 9 月 15 日。

患者诉：已怀孕。无早孕反应，9 月 8 日 B 超显示胎心胎芽，9 月 10 日见红，抽血检查 β–HCG 7171mIU/ml，孕酮 5.06mg/ml。β–HCG 与孕酮均偏低，注射黄体酮针剂 4 日，口服地屈孕酮片，9 月 14 日复查 β–HCG 6207mIU/ml，孕酮 17.67mg/ml，孕酮增长，但是 β–HCG 下降。B 超显示胎心、胎芽、胎囊增长。孕初期乳房胀痛，近期胀痛消失，怀孕后睡眠质量下降，易失眠多梦。

9 月 23 日西医以胎停育清宫。

【七诊】2021 年 11 月 17 日。

末次月经 10 月 29 日至 11 月 3 日，月经量较多，经前有轻微乳房胀痛，白带增多、发黄，经期偶尔腰痛，脉弦，舌红，苔白。

辨证分析：带下量多色黄，已蕴湿热。

治则：原法兼清湿热。

处方：逍遥散合二妙散化裁。

柴胡 10g，当归 10g，白芍 10g，茯苓 30g，薏苡仁 30g，生甘草 10g，苍术 10g，黄柏 10g，怀牛膝 10g。

【八诊】2022 年 1 月 12 日。

患者诉：末次月经 2021 年 11 月 30 日至 12 月 5 日，12 月 23 日有出血症状，仅 1 天结束，服药期间未出现乳房胀痛，有白带，偶尔腰痛。脉弦，舌红，苔白。

处方：逍遥散合香草汤化裁。

柴胡 10g，当归 10g，白芍 10g，茯苓 30g，白术 10g，炙甘草 10g，川芎 10g，益母草 10g，香附 10g，泽兰 10g，鸡血藤 15g，柏子仁 10g。

【九诊】2022 年 2 月 23 日。

患者诉：末次月经 2 月 16 日至 20 日，距离上次月经两个半月，其间两次少量出血，分别间隔 20 天左右。本次月经前 2 周乳房胀痛，轻微腹痛，左侧偶尔腰痛，有白带，量不大，发黄。脉滑，舌红，苔白。

处方：继服当归芍药散。

当归 10g，川芎 10g，赤芍 10g，茯苓 30g，泽泻 10g，白术 10g。

水煎服，每日 1 剂，分 2 次服，每周 6 剂。

【十诊】2022 年 5 月 30 日。

患者诉：已怀孕 10 周 +2（末次月经 3 月 17 日来潮）。无明显早孕反应，予服固胎饮（菟丝子 30g，桑寄生 30g，杜仲 10g）1 个月余，怀孕后左侧腰疼，白带多、发黄。脉滑，舌红，苔白。

处方：继服固胎饮。

菟丝子 30g，桑寄生 30g，川断 10g，杜仲 10g。

水煎服，每日 1 剂，分 2 次服，每周 6 剂。

【十一诊】2022 年 7 月 12 日。

患者诉：怀孕 16 周，偶尔胃胀，左侧及后腰痛。12 周 NT 显示羊水偏少，其余正常，服用药剂已过 3 个月。脉滑，舌正红，苔白。

上方去杜仲间断服之，月余后停药，足月顺产一婴，母女健康。

［总结］

（1）该例治疗中基本以当归芍药散为主方（其实思逍遥散方也可认为是当归芍药散之化裁），其中最值得思考之处在于患者卵泡发育不良，这为当归芍药散的应用又开一思路。

（2）患者服药半年余而怀孕，被诊为"胎停育"而清宫，这未可指摘，笔者认为所谓胎停育者，未必急于清宫，中医妇科医籍中"胎萎不长"论（当包含西医胎停育）是有治疗方法的，但大多是在怀孕后较大月份时，而药多为补脾胃或调肝，以笔者临床之验，当以固肾治之。曾治数例有胎停育而清宫史者，再孕后予固胎饮化裁（自定服药3个月以上），而未再发生停育。如河北省石家庄市某医院职工，曾连续两次怀孕胎停育而清宫，再次怀孕后依笔者之方调之，服药3个月停药，足月顺产一女婴，母子健康。因此，如无明显症状，可短期服药观察后再议，这一治疗或许为"未雨绸缪"而试治之举，但值得研究。

口眼㖞僻不遂 4 年案

王某，女，61岁，河南省某县农民。

【初诊】 2022 年 7 月 22 日。

主诉：右侧面瘫 4 年。

现病史：右侧面瘫 4 年，多法（包括针灸、外用药）治之无效。

既往史：患肾病综合征 10 余年。

证候：口眼㖞斜，伴右侧面部皮肤潮红（长期贴外用膏药所致），目肿，下肢浮肿，脉沉细，舌红，苔白。

辨证分析：中风，邪中于络，"络脉空虚，贼邪不泄"，"正气引邪"而"㖞僻不遂"，下肢浮肿，脉沉细，乃肾阳虚之征。

治则：先以疏风通络，次议水肿之法。

处方：选奇汤合牵正散。

秦艽 12g，羌活 10g，防风 10g，黄芩 8g，全蝎 6g，白附子 10g，僵蚕 10g。

水煎服，每日 1 剂，分 2 次服，每周服 6 剂。

【二诊】 2022 年 7 月 29 日。

服药后口眼㖞斜大减（已去掉原外敷药），目肿略减轻，继服上方。

服药 3 周，口眼㖞斜病愈，目肿好转，下肢浮肿减轻，脉沉细，舌红，苔白。更方辨证治疗肾病综合征。

［总结］

（1）该患者面瘫显非少见之病，但病史 4 年多方治疗无效，易被视为所谓"后遗症"而干扰积极治疗。

（2）治疗口眼㖞斜临床多选用牵正散，笔者亦曾用此方，但收效不理想，思之在于"风"字辨治上。口眼㖞斜在《金匮要略》见于中风历节病脉证并治，乃中风邪中于络，当"疏"风以通络，而牵正散"疏"之稍欠，故选用选奇汤与牵正散合方施治，疗效则显著提高。

（3）选奇汤在李东垣之《兰室秘藏》《东垣试效方》中均有所载，本为治眉棱骨痛不可忍而设，笔者考虑其用药"疏"而兼"清"，"善动者为风"，"风性善行而数变"，故曾用于"睑痉挛"的治疗，提示该方有"缓"解拘急之效，并曾治"频频点头案""用电脑过度致右上眼睑不自主跳动案""头皮大部撕脱后剧烈头痛案"，收效颇佳，以之应用于多例口眼㖞斜的治疗，效果满意，应用中尚考虑到以下几点。

①方中羌活、防风并非仅疏散"外风"。《雷公炮制药性解》称羌活"善行气分，舒而不敛，升而能沉"，《本草汇言》称羌活"畅通血脉"；《药类法象》称防风"散头目中滞气"，李杲称防风"为风药中润剂"，可见二药"疏"（疏风）中兼"通"（通络）。

②按东垣用法，冬月不用黄芩，《张氏医通》亦云"冬月去黄芩加香豉三钱、葱白三茎"，笔者应用不拘于此，口眼㖞斜中仍用黄芩，乃考虑到西医所言面瘫之因有病毒所犯，自当"清"之，以黄芩在"疏"药中兼"清"，实有中西医结合的思维考虑。

③《兰室秘藏》载选奇汤用法为：上㕮咀，每服五钱，水二盏，煎至一盏，去渣，食后服之；《东垣试效方》载选奇汤：诸药㕮咀，每服三钱，水二盏，煎至一盏，去滓稍热，食后，时时服之。两处所载用量及服法稍异，或许有人去考证何者准确，这没有多大必要，学古人方，用古人方，要点是活用，随证随机而施，用量如此，服法亦如此，比如"时时服"亦可考虑为病发之初据证频服以达效，灵活变通才会用"巧"。

带状疱疹案

案1 张某，男，42岁，河北省某县医生。

【初诊】2024年1月12日。

主诉：左侧颞部头皮疼痛3日，伴皮肤疱疹1日。

现病史：患者于3日前无明显诱因自觉左侧颞部头皮阵发性疼痛，呈针刺样疼痛，未行治疗。1日前，疼痛部位出现簇状疱疹10余个，疼痛加重，夜间痛甚，口服西药镇痛剂无效。

证候：左侧颞部头皮可见疱疹10余个，局部红肿疼痛，疼痛连及左枕部，左耳后可触及肿大淋巴结，稍有压痛，饮食可，二便调，舌红，苔白，脉数。

西医诊断：带状疱疹。

治则：疏风散邪，解毒镇痛。

处方：选奇汤加味。

羌活 10g，秦艽 10g，防风 10g，黄芩 10g，甘草 10g，蜈蚣 2 条。

3 剂，水煎服，每日 1 剂，分 2 次温服。

1 月 12 日中午、晚上各服药 1 次，翌日清晨疼痛稍有减轻。

1 月 14 日疼痛明显减轻，局部皮肤红肿减轻，疱疹结痂。

1 月 15 日原方继服 1 剂。

1 月 16 日疼痛未作，皮肤红肿消退，疱疹结痂，未再服药。

至 2024 年 3 月 15 日追访未复发。

［总结］

（1）西医认为，带状疱疹是由水痘－带状疱疹病毒感染所引起的一种急性疱疹性皮肤病，可发生于任何部位，多见于腰部、胸胁，常沿一定的神经部位分布。病情严重者，有的水疱内容物为血性，或发生坏死，愈后遗留瘢痕。部分患者皮疹消退后，局部遗留神经痛，经久不能消失。本病可发生于任何年龄，但以成人较多见。

（2）带状疱疹与中医文献记载的"缠腰火丹""蛇串疮""蜘蛛疮"等相类似。《外科启玄》中关于蜘蛛疮之记载："此疮生于皮肤间，如水窠相似，淡红且痛，五七个成攒，亦能荫开。"中医认为，本病多因感受风火毒邪，或情志不遂、饮食失调以致脾失健运，湿浊内停，湿郁化热，湿热搏结，兼感毒邪而发病。治疗常以祛风散邪、清热利湿、解毒通络等为法。

（3）对选奇汤，李东垣言该方治眉棱骨疼不可忍，有奇效。《张氏医通》称该方治风火相煽、眉棱骨疼，言："羌活、甘草之辛甘发散，仅可治风，未能散火，得黄芩以协济之，乃分解之良法也。"又言："黄芩虽苦寒，专走肌表，所以表药中靡不用之，观仲景黄芩汤、柴胡汤，及奉议阳旦汤可知。"此言含黄芩"清"而兼"疏"，但以清为长。用古方贵在一个"活"字，用今人的经验方也贵在一个"活"字，不把某方拘死在单治某病上，才可扩展良方之应用范围。

注：选本案，意在提示选奇汤之功，有抗病毒之效。

案 2：带状疱疹（单纯中药外用）

1972 年秋，笔者单位某护士长之母，年 84 岁，右胸胁患带状疱疹已 1 周，疼痛难忍，经西药治疗效不佳，思家父以外治法治疗多例效果颇佳，乃仿其用方：雄黄 10g、枯矾 10g、血竭 5g、儿茶 5g、冰片 1g，共为细末，香油调敷患处。用药后未及 1 日，疼痛大减，2 日病愈，3 日停药，观察 2 周，病未复发。可见带状疱疹单纯中药外用效果亦佳。

疑难病速效与缓调验案举隅

有人说：中药起效慢；或曰：中医只能治慢性病。此言差矣，中医辨证准确、用药得当，同样有速效！余大学毕业入临床已 50 多年，从临床第一天起就不认为中药起效慢只能治慢性病，兹例举早期治验病证以说明之。

坏疽性皮炎 2 年案

张某，男，65 岁，河北省石家庄市某厂工程师。

【初诊】1994 年 8 月 25 日（河北医科大学某医院办公室主任介绍来诊）。

主诉：右足红肿痛甚 2 年。

现病史：右足红肿痛甚 2 年，西医诊断坏疽性皮炎。

既往史：高血压Ⅲ级病史数年，曾因脑梗死于 1994 年 4 月 20 日至 6 月 4 日在河北医科大学某医院住院。

证候：右足红肿灼痛，脉弦，舌淡红，苔白。

辨证分析：湿热下注，热毒伤阴。

治则：清湿热，解毒育阴。

处方：四妙散合四妙勇安汤化裁。

苍术 10g，黄柏 10g，怀牛膝 30g，薏苡仁 15g，玄参 15g，当归 10g，金银花 20g，天花粉 10g，蝉蜕 10g，生甘草 10g，赤芍 10g，连翘 10g。

水煎服，每日 1 剂，分 2 次服。

［分析］二妙散:《丹溪治法心要》云:"治筋骨疼痛因热因湿者，有气加气药，血虚加补血药，痛甚者须以生姜自然汁，热辣服之，黄柏炒，苍术炒制去皮，生姜研入汤，上二味煎沸服，二物皆有雄壮之气，表实者少酒佐之。"

方中苍术、黄柏、牛膝为三妙丸，《医学正传》以之治湿热下注，腰膝红肿加薏苡仁为四妙，助其祛湿。当归、玄参、金银花、甘草为四妙勇安汤，治毒热内蕴之脱骨疽。张元素云:"'胕肿'，热胜肉而阳气郁滞故也。"二方并用祛湿热解毒热，加连翘、天花粉助之，赤芍以行瘀通经，苍术配玄参滋阴清热，近代名医施今墨治消渴以二药为药对。

【二诊】1994 年 8 月 27 日。

服药 2 日，右足红肿痛甚好转。

追访月余，除治疗高血压及脑梗死用药外，足肿痛未作。

成人斯蒂尔病案

焦某，女，55岁，河北省石家庄市某厂职工。

【初诊】2011年5月26日。

主诉：发热、关节痛10余日。

现病史：患者2008年6月10日因发热、关节痛2个月住中国中医研究院某医院治疗，2008年7月7日出院，共住院28天。西医诊断为成人斯蒂尔病（成人still病），中医诊断为痹证（气阴两虚，湿热痹阻）。住院期间中西医结合治疗，先后用药：西药（包括醋酸泼尼松等）9种、中药7种及汤剂和中药泡足。10余日前疾病复发。

证候：关节痛，发热，体温39.5℃，恶寒，纳差，口干，身痒，脉弱，舌红，苔薄黄。

辨证分析：属痹证，乃气阴虚，脾胃弱，热毒痹阻。

治则：益气阴，解热毒，通经络，健脾胃。

处方：当归补血汤、四妙勇安汤化裁。

生黄芪30g，玄参15g，石斛30g，当归15g，山药30g，鸡内金10g，银藤15g，地龙10g，桑枝15g，赤芍10g。

［**分析**］方以生黄芪、当归补血，玄参、石斛育阴，山药、鸡内金助脾胃进谷食，银藤、桑枝、地龙、赤芍解热毒、通痹阻。

水煎服，每日1剂，分2次服。

【二诊】2011年6月8日。

关节痛及发热减轻（服药前体温最高达39.5℃，服药后体温最高37.5℃，近两日体温正常），口干好转，近日身痒以上半身为著，脉弱，舌红，苔白。

处方：上方加白鲜皮10g、薏苡仁15g祛风湿止痒。

水煎服，每日1剂，分2次服，每周服6剂。

【三诊】2011年6月22日。

服上方后，关节痛及发热好转，仍有身痒、便溏，脉缓，舌红，苔白。

治则：益气阴，清热疏风止痒。

处方：自拟荆防汤化裁。

荆芥10g，防风10g，蝉蜕10g，苦参10g，白鲜皮10g，生地黄20g，赤芍10g，生黄芪30g，石斛30g，玄参15g，桑枝15g，银藤15g，当归10g，薏苡仁20g。

水煎服，每日1剂，分2次服，6剂。

服上方，身痒好转，关节痛、发热未复。

追访至2013年6月，病未复发。

［总结］西医云成人still病的病因和发病机制尚不明确，一般认为与感染、遗传和免疫异常有关，容易反复发作，较难彻底治愈且缺乏有效的根治措施。

该例为成人still病，住院治疗后复发，纯中药治疗服药十余日，发热大减，半月余好转，追访2年无复发，身体状况良好，体现了纯中药治疗的作用。

口流涎5年案

曹某，女，60岁，河北省邱县农民。

【初诊】1996年1月22日（由河北医科大学某医院职工介绍来诊）。

主诉：口酸、流涎5年，每冬季及夜间为甚，流涎不止，影响睡眠。

证候：口酸，流涎，少寐，脉弦，舌淡红，苔白。

辨证分析：脾胃虚寒兼夹痰饮内停。

治则：温中补虚，化痰饮，摄涎唾。

处方：吴茱萸汤合二陈汤化裁。

吴茱萸10g，党参10g，清半夏15g，陈皮10g，茯苓15g，紫苏10g，益智仁10g，泽泻10g，车前子10g（布包），苍术10g，佩兰10g。

水煎服，每日1剂，分2次服。

［分析］方以《伤寒论》吴茱萸汤之吴茱萸、人参（本案以党参代之）温中补虚，二陈汤化痰饮，苍术、佩兰助之，益智仁温脾摄涎，紫苏降逆气，泽泻、车前子祛痰湿。

服药2剂，病大减，4剂好转。

追访，停药2个月，除偶有口酸外，病未复发。

其后又治一寅时口流涎月余患者，以温肾暖脾、收摄津液法予四神丸治之而获佳效。

上节育环持续出血不止案

陈某，女，21岁，河北省石家庄市某单位工人。

【初诊】1993年9月23日。

主诉：上节育环后持续出血不止20天。

证候：阴道下血，色深有块，伴腹痛、腰背痛，脉滑，舌淡红，苔白。

辨证分析：下血阴伤。

治则：益肝肾，育阴止血。

处方：芍药甘草汤合二至丸加味。

白芍 30g，生甘草 10g，熟地 20g，女贞子 10g，墨旱莲 10g，仙鹤草 10g，茯苓 15g。

水煎服，每日 1 剂，分 2 次服。

［分析］下血数日，阴血必耗，故以芍药甘草汤酸甘化阴，且止腹痛，张元素曰"白芍二分，炙甘草一分半，此仲景神品药也"；熟地补血;《医便》方二至丸由女贞子、墨旱莲组成，用之益肝肾、养阴止血；佐以仙鹤草止血，茯苓益脾以防滋腻阴柔碍脾。

服药 2 日，血止，未再出血，其后月经正常。

头痛如蚁走案

高某，男，河北省石家庄市某单位职工。

【初诊】1981 年 7 月 16 日。

主诉：头痛如蚂蚁行走 3 日。

证候：7 月 14 日夜睡冒风，左侧头皮连颈部疼痛如蚂蚁走窜，服祛痛片而疼不止，7 月 15 日理疗，疼痛更甚，且转动头部亦痛，脉缓，舌正红，苔白。

辨证分析：风邪上犯清阳，累及少阳、太阳经。

治则：祛风止痛。

处方：羌活 10g，防风 10g，藁本 10g，柴胡 8g，川芎 10g，赤芍 10g，甘草 10g，

水煎服，每日 1 剂，分 2 次服。

1 剂病除无复发。

［分析］方以羌活、防风、藁本祛风，张元素云"防风味辛，乃治风通用"，川芎、赤芍治血，所谓血行风自灭，且川芎长于止头痛，张元素云"头痛须用川芎"，"治血虚头痛之圣药也"，柴胡为少阳引经，藁本、羌活为太阳引经，张元素赞藁本为"太阳头痛必用之药"，甘草以和诸药。

以上数例，足见其效之速，何言起效慢？

此余习医早期经治之例，其用药某些方面亦参考易水张元素《医学启源》之

说，其后治疗多种病证起速效者亦多见，如：治疗小儿外感发热，小承气汤醒脑通关，变通四逆散治疗胃扭转，当归芍药散治疗妇人之滤泡破裂腹痛，变通乌梅丸治疗小儿胆道蛔虫症，以及白色葡萄球败血症、睑痉挛、频频点头症、"提壶揭盖"治小儿癃闭，凌晨口流涎月余……均为治疗起速效者。

有些疑难病证缓调又会收到意想不到的疗效，兹再举例言之。

五体痿证案

王某，女，67岁，河北省廊坊市某县农民。

【初诊】1986年春节。

主诉：关节强直疼痛，瘫痪卧床20余年。

证候：关节强直疼痛，卧床，肌肤虚弱，筋脉拘急，肌肉不仁，脉细，舌正红，苔薄白。

辨证分析：此五体之痿证也，《素问·痿论篇》曰："黄帝问曰：五脏使人痿，何也？岐伯对曰：肺主身之皮毛，心主身之血脉，肝主身之筋膜，脾主身之肌肉，肾主身之骨髓。故肺热叶焦，则皮毛虚弱急薄，著则生痿躄也。心气热，则下脉厥而上，上则下脉虚，虚则生脉痿，枢折挈，胫纵而不任地也。肝气热，则胆泄口苦筋膜干，筋膜干则筋急而挛，发为筋痿。脾气热，则胃干而渴，肌肉不仁，发为肉痿。肾气热，则腰脊不举，骨枯而髓减，发为骨痿。帝曰：何以得之？岐伯曰：肺者，脏之长也，为心之盖也，有所失亡，所求不得，则发肺鸣，鸣则肺热叶焦。故曰：五脏因肺热叶焦，发为痿躄，此之谓也。悲哀太甚，则胞络绝，胞络绝则阳气内动，发则心下崩，数溲血也。故《本病》曰：大经空虚，发为肌痹，传为脉痿。思想无穷，所愿不得，意淫于外，入房太甚，宗筋弛纵，发为筋痿，及为白淫。故《下经》曰：筋痿者，生于肝，使内也。有渐于湿，以水为事，若有所留，居处相湿，肌肉濡渍，痹而不仁，发为肉痿。故《下经》曰：肉痿者，得之湿地也。有所远行劳倦，逢大热而渴，渴则阳气内伐，内伐则热舍于肾，肾者水脏也，今水不胜火，则骨枯而髓虚，故足不任身，发为骨痿。故《下经》曰：骨痿者，生于大热也。帝曰：何以别之？岐伯曰：肺热者色白而毛败，心热者色赤而络脉溢，肝热者色苍而爪枯，脾热者色黄而肉蠕动，肾热者色黑而齿槁。帝曰：如夫子言可矣，《论》言治痿者独取阳明，何也？岐伯曰：阳明者，五脏六腑之海，主润宗筋，宗筋主束骨而利机关也。冲脉者，经脉之海也，主渗灌溪谷，与阳明合于宗筋，阴阳总宗筋之会，会于气街，而阳明为之长，皆属于带脉，而络于督脉。故阳明虚则宗筋纵，带脉不引，故足痿不用也。帝曰：治之奈何？岐伯曰：各利其荣而通其俞，调其虚实，和其逆顺，筋脉骨肉各以其时受月，则病已矣。帝曰：善。"该例可以说是"皮毛虚弱急薄""枢折挈，胫纵而不任地也""筋急而挛""肌肉不仁""腰脊不举""痿躄""脉痿""筋痿""肉痿""骨痿"俱全，可谓五体痿。

治则：强五脏，通痹起痿。

处方：地黄饮子化裁。

熟地 120g，山萸肉 120g，石斛 120g，五味子 60g，远志 60g，石菖蒲 60g，巴戟天 60g，炮附子 60g，肉桂 60g，肉苁蓉 90g，茯苓 60g，鸡血藤 90g，白芍 90g，当归 90g。

考虑服汤剂不便，上药共为细末蜜丸 10g 重，每日 1 丸，每日服 2 次，酌服健步虎潜丸。

［分析］地黄饮子出自刘河间之《黄帝素问宣明论方》，用于内夺而厥，舌喑不能言，二足废不为用，肾脉虚弱，其气厥不至，舌不仁，《经》云喑痱，足不履用，音声不出者，地黄饮子主之，治喑痱，肾虚厥逆，语声不出，足废不用。

组成：熟干地黄、巴戟（去心）、山茱萸、石斛、肉苁蓉（酒浸，焙）、附子（炮）、五味子、官桂、白茯苓、麦冬（去心）、菖蒲、远志（去心）等份为末，每服三钱，水一盏半，生姜五片、枣一枚、薄荷少许同煎至八分，不计时候服之。

【复诊】1988 年 4 月 16 日。

上方配成胶囊，每次服 5~6 个胶囊，自己装胶囊故准确用量不清，大约 4g，每日 2 次，服药 2 年余，至今疼痛消失，已直立于床旁，并可扶床移走，惟关节尚屈伸不利，脉细，舌红，苔白。仍以原方白芍改为 120g 加强缓急止痛，为胶囊服之。

一年后询知：情况良好，与复诊时又略有改善。

此例治疗缓图之，可谓收到意想不到的效果。

［总结］按刘河间之地黄饮子方，其所治自注为"内夺而厥"，"肾虚弱厥逆"，笔者分析其药物组成可谓兼顾五脏：如麦冬、五味子、石菖蒲、远志之于心、肺，地黄、巴戟天、山茱萸、肉苁蓉之于肝、肾，茯苓、石斛之于脾胃，而统之附子、肉桂以助阳气，加当归、白芍、鸡血藤养血行血。该王姓患者据证可谓具五体之痿，若单从类风湿关节炎去考虑，会局限于痹证，则失之全面分析也，这也是该例用方之变通点。

第二篇

破难之器

第四章　经方妙用

葶苈大枣泻肺汤

（一）原文

饮后水流在胁下，咳唾引痛，谓之悬饮……咳逆倚息，短气不得卧，其形如肿，谓之支饮。

病悬饮者，十枣汤主之。

十枣汤方：芫花（熬）、甘遂、大戟各等份，上三味，捣筛，以水一升五合，先煮肥大枣十枚，取八合，去滓，内药末。强人服一钱匕，羸人服半钱，平旦温服之；不下者，明日更加半钱，得快下后，糜粥自养。

支饮不得息，葶苈大枣泻肺汤主之。

肺痈，喘不得卧，葶苈大枣泻肺汤主之。

葶苈大枣泻肺汤方：葶苈（熬令黄色，捣丸如弹子大）、大枣十二枚，上先以水三升，煮枣取二升，去枣，内葶苈，煮取一升，顿服。（《金匮要略》）

太阳中风，下利，呕逆，表解者，乃可攻之。其人漐漐汗出，发作有时，头痛，心下痞硬满，引胁下痛，干呕，短气，汗出不恶寒者，此表解里未和也，十枣汤主之。（《伤寒论》）

（二）思考

（1）分析悬饮、支饮其证候表现，支饮当重于悬饮，以当今临床分析，支饮已显心肺功能不全，且支饮有危候，如《金匮要略》曰："夫有支饮家，咳烦胸中痛者，不卒死，至一百日或一岁，宜十枣汤。"徐忠可曰："已有死道矣。"尤在泾曰："其甚者，荣卫竭绝，神气乃亡，为卒死矣。"

（2）分析悬饮与支饮，前者重在"饮"上，后者重在"气"上，《医通》曰："支饮留结，气塞胸中，故不得息。盖支饮之于气，未尝相离。支饮以津液所聚，气行则液行，气停则液聚而气亦结。"

（3）虽然《金匮要略》有些条文所言支饮思之为轻症，如"支饮亦喘而不能卧，加短气，其脉平也""心下有支饮，其人苦冒眩，泽泻汤主之""支饮胸满者，厚朴大黄汤主之"，《伤寒论》之"心下痞硬满，引胁下痛"，但这些并非支饮典型表现，《金匮要略》开篇即已言明。

再就葶苈大枣泻肺汤与十枣汤比较，后者攻逐之力峻于前者，按仲景文较重之支饮用葶苈大枣泻肺汤，而相对较轻之悬饮却用十枣汤，此论当活思，不必拘泥。

（4）摘前人医案析之：（唐昊）太仓武指挥妻，起立如常，卧则气绝欲死，昊曰：是为悬饮，饮在喉间，坐之则坠，故无害。卧则壅塞诸窍，不得出入而欲死也，投以十枣汤而平，分析此案当为支饮，不当为悬饮。

（5）支饮不得息，葶苈大枣汤主之：（孙兆）视雷道矩病吐痰，顷间已吐一升余，喘咳不已，面色郁黯，精神不快，兆令与服仲景葶苈大枣泻肺汤，一服讫，已觉胸中快利，略无痰吐矣，《楼氏纲目》此案当为悬饮，用方无十枣汤之逐水饮而用葶苈大枣泻肺汤，其痰饮自化。

（三）妙用医案

悬饮案

任某，女，49岁，河北医科大学某医院职工。

【初诊】2017年12月5日。

主诉：间断发热半月余，右胁痛近1周。

现病史：2017年11月中旬发热（体温39℃），服中药3剂退热，1周后发热又作，以原中药服3剂热退，未旬日又发热且剧烈右胁下痛，咳则痛甚。

证候：右胁剧痛，咳则痛甚，脉弦数，舌红，苔薄黄。

影像学检查：胸胁无异常。

辨证分析：悬饮胁痛兼少阳热型。

治则：泻肺化饮，和解少阳。

处方：小柴胡汤合葶苈大枣泻肺汤化裁。

葶苈子30g，柴胡10g，清夏10g，黄芩10g，生甘草10g，浙贝母10g，桃仁10g，赤芍10g，桔梗10g，党参10g，生姜3片，大枣8~9枚。

水煎服，每日1剂，分2次服。

【二诊】2017年12月7日。

服药后2日热退痛减，影像学检查：右胁下积液。脉弦，舌红，苔薄黄。

继以原方治之，服药2周病愈。

2017年12月22日影像学复查：右胁下积液吸收。

3个月后复查胸片：心、肺、膈未见异常。追访年余病未复发。

[**体会**] 该例初发热以银翘散法服之热退但又发热，服原方又热退而后又发热，三往复，此为何种热？

思之，与往来寒热相仿，仲景著作中有"往来寒热"一语，考诸医家注释，大多未注明其详细状况，热多长时间而寒？寒多长时间而热？均未提及。有以小柴胡汤治疟疾者，疟疾之寒热，可谓有些规律，但只是一种情况，不能概括全部"往来寒热"之状况。

《伤寒论》条文："伤寒五六日，中风，往来寒热，胸胁苦满，嘿嘿不欲饮食，心烦喜呕，或胸中烦而不呕，或渴，或腹中痛，或胁下痞硬，或心下悸、小便不利，或不渴、身有微热，或咳者，小柴胡汤主之。"

考医家之注释倒是方中行之注有些意思，其曰："往来寒热者，邪入躯壳之里，脏腑之外，两夹界之隙地，所谓半表半里，少阳所主之部位，故入而并于阴则寒，出而并于阳则热，出入无常，所以寒热间作也，胸胁苦满者，少阳之脉循胸络胁，邪凑其经伏饮搏聚也……邪之出入不常所以变动不一也。"其言邪"出入无常，所以寒热间作"，"邪之出入不常所以变动不一"，可释往来寒热发热之一状况。

程郊倩曰："少阳无自受之邪，俱属太阳逼蒸而起……职司中枢，去表稍远，邪必逗延而界此，故曰五六日……在表之邪欲入里，而里气所聚，故寒往而热来，邪之逗延决非一日一时之谓也。"其言"邪必逗延而界此"，"邪之逗延决非一日一时之谓也"，故余以为该患者之发热往复与寒热往来相仿。

再言疟疾之寒热，是寒多还是热多并无一格，《医方考》曰："疟发时一身尽痛，手足沉重，寒多热少，脉濡者名曰温疟，柴平汤主之，本方合平胃散。"《济阳纲目》则云："柴平汤治疟疾，热多寒少者最效。"寒多热多并无一格，若遵此理解"寒热往来"也不完全，此余就此案释"寒热往来"之一思也，而用小柴胡汤获效，也从临床佐证了此一思。

甘麦大枣汤

（一）原文

妇人脏躁，喜悲伤欲哭，象如神灵所作，数欠伸，甘麦大枣汤主之。

甘麦大枣汤方：甘草三两，小麦一升，大枣十枚。上三味，以水六升，煮取三升，温分三服。亦补脾气。（《金匮要略》）

（唐容川释曰：三药平和，养胃生津化血，津水血液下达子脏，则脏不燥，而悲伤太息诸证自失矣。）

（二）思考

对本文的注释，尤在泾曰："脏躁，沈氏所谓子宫血虚受风化热者是也。"李彦师云："妇人脏躁，谓妇人血虚，子脏干燥也。"对此解值得推敲，究其所解，在"躁"的病机分析上。余认为"躁"应落在证候上，即躁扰不宁之谓。析《金匮要略》原文所列表现，血虚内热者并不明。引申其证候表现：

（1）1958年南京中医学院编著《金匮要略译释》所言"精神抑郁，证候上多幻觉，情感觉容易冲动，知觉过敏或迟钝，发作时烦闷急躁，难以形容或怒伤啼泣或叫笑不能自忍，或作痉挛以及种种不随意动作，喜呵欠或长太息，脉多弦急"则比较得体，不过未必脉现弦急。

（2）脏躁所言之"脏"，正体现了中医理论的一个特点，即把情志活动和五脏功能联系起来，脏腑功能正常，才有正常的情志，而且不同的情志又分属于五脏，即心藏神、肝藏魂、脾藏意、肺藏魄、肾藏志。

对此《医宗金鉴》所云"脏躁，脏，心脏也，若为七情所伤，则心不得静，而神躁扰不宁也"则较中的，"神魂"躁扰不宁则当安之，以达宁之、守之、保之，甘麦大枣汤中，甘草、大枣之甘以缓肝之急（甘者能补能和能缓也），浮小麦养心肝以宁躁扰。全方无霸道之品，全在于甘缓和平上，方后且云"亦补脾气"，可见其不损脾胃且有补益之助。

（三）妙用医案

离魂案

田某，女，89岁，河北省廊坊市某县退休干部。

【初诊】2023年7月25日。

病情（亲属代述）：患者既往饮食、行动、语言无异常，忽发心烦不宁，神迷不爽，时而疯癫如狂，两日不进饮食，小便时尿湿裤衩，拒不更换，不言不语。2023年7月21日入住某县医院，检查脑CT：两基底节区右丘脑梗死灶。B超：右脑椎动脉狭窄，供血不足，双侧颈动脉硬化。心电图：前壁异常Q波，低电压（以上检查均同既往体检所见）。生化检查：电解质检查无异常。血常规：白细胞计数2.74×10^9/L，红细胞计数2.62×10^9/L，血红蛋白75g/L。大便潜血：阳性。入院后主管医师予以输液，但患者翻腾拒绝，几个人按住手臂勉强输入液体，病情无明显改善。

初诊所见：闭目侧卧，呼吸均匀，面色光润，隐然含蓄，亲属告之笔者到，则悠然而起无疲惫之状，察脉缓浮中沉三部调匀，不细，不微，不芤，不浮大，舌正红，苔薄白。

辨证分析：《灵枢·本神》曰："随神往来者，谓之魂，并精出入者谓之魄。"本例脏腑不衰，气血未耗，病在于神乱而不宁。

经曰："凡刺之法，必先本于神。血、脉、营、气、精、神，此五脏之所藏也。至其淫泆离脏则精失，魂魄飞扬，志意恍乱，智虑去身者，何因而然乎？""是故怵惕思虑者则伤神，神伤则恐惧流淫而不止。"《灵枢·大惑论》曰："故神劳则魂魄散，志意乱……卒然见非常处，精神魂魄散不相得，故曰惑也。"可见，精神淫泆离脏则魂魄飞扬，志意恍乱，治当宁神、守神、保神。

《庄子养生》曰："纯素之道，惟神是守；守而勿失，与神为一。"刘完素之《素问病机气宜保命集》曰："精神贵乎保，保则有要而不耗。"《理瀹骈文》曰："以道治之，为治病第一义。"

据上述，处方：依甘麦大枣汤法：生甘草10g，炙甘草15g，浮小麦30g，大枣7枚。水煎服。初服药，大便溏而日4行，前无大便，此乃腑气通，嘱勿服止泻药，继服之，则便溏好转。于2023年7月28日出院，继服原方。2023年8月4日询知，精神渐清而思食，神渐安，亲属言"患者不闹腾了"，偶有心烦不宁，嘱艾灸足三里、百会穴（灸2日因患者不配合而终止）。2023年8月27日足胫中度指凹陷性浮肿（与其视频所见），嘱熬冬瓜食之，煎冬瓜皮每日30g饮之，3日后浮肿好转，后继服原方并嘱饮食调养。至2024年3月12日追访，病情平稳，除睡眠在沙发上，不愿睡于床上外，余无明显异常。

［**体会**］关于病名，此例之治，依脏躁之法，但证候表现与《金匮要略》条文不同，乃取其理而活用其方，《灵枢·本神》云："血、脉、营、气、精、神……至其淫泆离脏则精失，魂魄飞扬，志意恍乱，智虑去身者。"其言有"神"之"离脏"，而魂乃随神往来者，当亦可"离脏"，参考前人医案亦有"离魂"一说，夏子益之《怪证奇疾方》：有人卧则觉身外有身，一样无别，但不语，辨为肝虚邪乘，魂不归舍，病名曰离魂。以人参、龙齿、赤茯苓各钱，水一盏，煎半盏，调飞过朱砂末一钱，睡时服，一夜三服，三夜后，真者气爽，假者即化矣。王肯堂有魂停散一方，《张氏医通》惊曰："肝藏魂者也……是以魂不宁而飞扬，若离体状。"《医原》云："肝为将军之官，最恶血燥，肝血既燥，又加水竭金枯，肾水不足以涵濡，肺金不足以灌溉，肝遂不能自藏其魂，而飞扬外越，名曰离魂。离魂则出入无时，故户外之事，皆能闻且见之也，又有病者自觉己身化作两人并卧者，亦离魂所致。虚劳等证，往往如此。治法一以大剂甘润育阴为主。"故此例病名拟为"离魂"，亦在于明示对"脏躁"多从神上考虑，需要明确的是，此处所言之"魂"与俗言带有迷信色彩者，当不可同日而语矣。

茯苓桂枝白术甘草汤、泽泻汤

（一）茯苓桂枝白术甘草汤

《伤寒论》曰："伤寒，若吐、若下后，心下逆满，气上冲胸，起则头眩，脉沉紧，发汗则动经，身为振振摇者，茯苓桂枝白术甘草汤主之。"喻嘉言注曰："寒邪搏饮，塞涌于膈，所以起则头眩。"《金匮玉函要略辑义》云："起则头眩者，阳虚痰饮所致也。"《针经》曰"上虚则眩，下虚则厥"，此所谓"上虚"乃痰饮阻滞，清阳不升。以苓桂术甘化痰饮，其中桂枝"化太阳之气"（吕搽村言之），茯苓，松根气所结，故降逆气，"虚者尤宜"（沈亮宸言之）。

（二）泽泻汤

重用泽泻与白术为泽泻汤，《金匮要略》曰："心下有支饮，其人苦冒眩，泽泻汤主之。"《类聚方广义》甚赞此方，曰："支饮冒眩症，其剧者，昏昏摇摇，如居暗室，如坐舟中，如步雾里，如冒空中，居屋床蓐，如回转而走，虽瞑目敛神，亦复此然，是非此方不能治。"

（三）妙用医案

眩晕症（起则头眩）案

封某，男，43 岁，河北省石家庄市某医院医生。

【初诊】2023 年 9 月 2 日。

主诉：头晕难支 1 周。

现病史：患者于 2023 年 8 月 27 日中午起立时突发头晕，测血压 130/80mmHg，头蒙持续不缓解，无视物旋转、视物成双，无耳鸣和听力下降。就诊于河北医科大学某医院，查头颅 CT 示：考虑松果体囊肿可能，约 1.3cm，建议必要时 MRI 检查，部分脑沟稍宽，余脑实质密度未见明确异常，中线结构居中。2023 年 8 月 28 日因病情无好转又就诊于河北省某医院，查头颅 MRI 示：头颅 DWI 成像未见异常高信号。右侧颈内动脉虹吸部、右侧大脑中动脉 M1 段局限性狭窄。考虑前庭神经元炎不除外，予地塞米松治疗无明显好转。2023 年 8 月 29 日因病情无好转再次就诊于河北医科大学某医院，当时查体神清语利，双瞳孔正大等圆，四肢肌力、肌张力正常，眼球水平活动可见眼震。查彩超示：左侧椎动脉管径较对侧细，双侧颈总动脉内中膜增厚，右侧锁骨下动脉斑块形成。脑电图未见异常，脑电地形图未见异常。予西药治疗头晕症状一直未见缓解。2023 年 9 月 1 日再次就诊于河北医科大学某医院，临床听力中心前庭功能检查报告：记录到自发性眼震，双侧水平半规管功能正常。予以盐酸氟桂利嗪胶囊每晚 5~10mg。2023 年 9 月 2 日因症状不缓解再次就诊于河北医科大学某医院，查颈椎 MRI 示：①颈 3~7 椎体轻度骨质增生，生理曲度变直；②颈 2~7 椎间盘变性；③颈 4~胸 1 椎间盘不同程度向后突出；④继发局部椎管稍变窄。经服药，病情无任何缓解，遂求治中医。

证候：头晕，头蒙，脉弦，舌正红，苔白滑。

辨证分析：头晕始于起则头眩，夹头蒙不清，乃痰饮气逆，清阳被扰。

治则：化痰饮，降气逆，升清阳。

处方：苓桂术甘汤合泽泻汤化裁。

茯苓 30g，桂枝 10g，白术 10g，泽泻 30g，生甘草 10g，生龙骨、生牡蛎（生龙牡）各 30g（先煎），天麻 10g。

水煎服，每日 1 剂，分 2 次服，停服西药。

【二诊】2023 年 9 月 9 日。

服药症状减轻，继服原方。

【三诊】2023 年 9 月 16 日。

症状几愈，稍有颈项不舒，原方加葛根 30g，水煎服，每日 1 剂，分 2 次服。继服一周症状消失，停药至 2024 年 3 月 16 日追访，病无复发。

［体会］该例病始于"起则头眩"，但做了多项客观检查，均有异常点，方取苓桂术甘汤与泽泻汤加减，方中佐生龙牡降气逆化痰，取天麻乃"息风"之义。

该患者为西医临床工作者，突发眩晕难忍，难免恐惧，所以做了较多的检查，各检查也多少有些阳性发现，如何对待客观检查结果呢？随着医学临床的不断发展，一些客观检查指标对疾病的诊断和治疗提供了重要参考，但也要注意灵活的思维，防止按图索骥，临床所见一些患者的证候有时与客观检查所见没有或不完全有特定的联系，把治疗拘死在检查指标上就会产生思维惰性。比如笔者曾经治疗一位右上腹严重疼痛 4 年余的患者，其人为一老西医，发病后对症治疗病无稍减，后在北京某医院经椎管碘油造影疑"胸椎管狭窄"而行胸 2~4 椎板切除术，术后剧烈腹痛有增不减，又在北京 4 家医院就诊，行胸 7~11 椎板减压、脊髓探查术，术后疼痛无减而出院。出院诊断：颈椎病？蛛网膜炎待除外。继续经多种西药治疗无效，经诊询知，其痛发时每伴气上冲感，与奔豚气病相类，而予桂枝加桂汤治疗，服药 1 剂，腹坠胀感即减轻，连服 18 剂病愈，追访数年，病未再发。该例之误在于跟着客观检查去施治而缺乏综合思维。

封某之病开始也有此情况，有些治疗恐怕只考虑到了检查的阳性发现故而收效不佳，此可证实中医的辨证论治有一定的思维优势。

第五章　妙用引申

对于经方妙用，余曾谈过一些体会，兹结合医案，再提两个注意点：一为深入学习原文，推敲斟酌。既要游刃于原文之中，又要"神明"于原文之外，要有一定的"脱框"之思，当今临床应参考有关的客观检查，又不应套在检查所见中用药。二要引申扩展应用，引申、总结、再扩展……兹举医案以言之。

当归芍药散

（一）原文

妇人怀妊，腹中㽲痛，当归芍药散主之。

妇人腹中诸疾痛，当归芍药散主之。（《金匮要略》）

（二）引申医案

滤泡破裂腹痛案

李某，女，35岁，河北省石家庄市某棉纺厂工人。

1981年11月22日子时，剧烈腹痛已5小时。患者晚饭后月经来潮剧痛，血常规示白细胞计数 18400/mm^3，予针刺稍缓，回家。回家1小时又剧痛，脉弦，舌淡红，苔白厚。予当归芍药散，其中白芍15g、泽泻15g，排尿不爽予桂枝、甘草、砂仁。深夜服药1剂，腹痛渐安，次晨腹痛若失，排尿已爽，脉缓，舌红，苔白，继服2剂，查血常规正常。

[总结] 本例起效速矣，疗效佳矣，当深入学习之。

注意到《青州医谈》云："当归芍药最深之症，面色萎黄，腹中如有物而非块，又如包物之状，若是者，用之奇效。要是因血滞而水亦滞者也。"思之：中有物而非块，又如包物之状，岂非囊性？故曾治多例卵巢囊肿，有的伴盆腔积液，血滞水亦滞也，其效亦佳。

多囊卵巢综合征案

李某，女，30岁，石家庄市某个体经营者。

【初诊】2015 年 5 月 26 日。

证候：月经后错，经色深有块，带下量多，经前乳痛，脉滑，舌红，苔白。结婚 4 年未孕。末次月经 2015 年 5 月 14 日至 21 日。5 月 3 日查超声提示：双卵巢多囊性改变，子宫正常大。

处方：当归芍药散。

当归 10g，川芎 6g，赤芍 10g，茯苓 30g，泽泻 10g，白术 10g，丹参 10g，鸡血藤 10g，益母草 10g，生地黄 20g，白芍 10g。

以上法化裁，2015 年 8 月 17 日已怀孕，足月生一女婴。

[总结] 本意在治疗多囊卵巢综合征，而治愈了不孕症，乃调经之功也。

卵巢血肿案

赵某，女，41 岁，河北医科大学某医院护士。

【初诊】2023 年 11 月 17 日。

证候：尿频，头痛，胃、腰、乳房痛，脉弦，舌红，苔白。

既往史：有强直性脊柱炎病史。

辅助检查：B 超示子宫占位（肌瘤），左卵巢包块（血肿）。

处方：当归 10g，川芎 6g，赤芍 20g，茯苓 30g，泽泻 10g，白术 10g，漏芦 10g，败酱草 10g，薏苡仁 30g，柴胡 6g。

服药 1 周，症状大减，乳痛明显减轻，尿频好转，偶有胃痛。服药 2 周复查，血肿消失。3 个月后复查，病未复发。

[总结] 此例便可见"血滞而水亦滞也"。

不孕症案

王某，女，34 岁，石家庄市个体经营者。

【初诊】2017 年 12 月 13 日。

证候：腰酸，脉弦，舌红，苔白。（末次月经：12 月 10 日来潮。）

既往史：曾因异位妊娠切除一侧输卵管，其后 1 年半未孕。

处方：香草汤。

当归 10g，川芎 10g，益母草 10g，香附 10g，泽兰 10g，鸡血藤 10g，柏子仁 10g。嘱：服药 1 周。

【二诊】2017 年 12 月 20 日。

服当归芍药散：当归 10g，川芎 10g，赤芍 10g，茯苓 30g，泽泻 10g，白术 10g。

【三诊】2018 年 1 月 15 日。

已妊娠。予自拟固胎饮：菟丝子 30g，桑寄生 30g，川断 10g。水煎服，每日

1剂，分2次服。服药1周，后足月生一男婴。

[思考]1年半未孕，服药未及1个月而怀孕，而服当归芍药散过程中适是排卵期，该方是否有促排卵作用？

宫颈癌（低分化鳞癌）术后、放化疗后案

李某，女，58岁，河北省某县农民。

【初诊】2013年7月8日。

现病史：2012年9月患者无明显诱因出现阴道不规则出血，10月15日就诊于某院妇科，行宫颈活检示：（3、6、9、12点）低分化鳞癌，于10月19日行广泛全子宫切除术＋双附件＋盆腔淋巴结清扫术，术中见宫颈环周型肿物，大小约3×2.5cm，手术顺利。术后病理示：宫颈低分化鳞癌，癌组织侵及宫颈壁深肌层，宫颈管内口见癌累及；阴道残端及双侧宫旁组织（－），双侧卵巢充血，输卵管慢性炎症；双侧盆腔淋巴结未见转移（左侧0/7，右侧0/5）。术后诊断：宫颈癌术后ⅠB1期（低分化鳞癌）。术后予以放射治疗，剂量为50GY/25F外照＋3次腔内治疗，A点剂量为74GY左右。放疗期间予以同步化疗，用药方案：DDP 40mg，每周1次，治疗后出院。分别于2013年1月、2013年3月、2013年6月3次因肠梗阻住院。

此次就诊，证候：消瘦，面色萎黄，间断腹痛，食欲差，乏力，大便困难，4~5天1次，舌红，苔黄腻，脉缓。

治则：活血化瘀，行气止痛，健脾化浊。

处方：当归芍药散合薏苡附子败酱散加减。

【二诊】2013年7月22日。

服药2周后，腹痛减轻，大便困难好转，仍食欲较差，舌质红，苔薄腻，脉缓。

上方去泽泻、延胡索，加生山药15g、鸡内金10g，加强健脾和胃功效。

【三诊】2013年8月5日。

患者诉仍有食欲差、乏力，偶有腹部隐痛，大便1~2天1次，腹胀，睡眠欠佳，舌质红，苔薄白，脉细。

治则：益气健脾，养血安神。

处方：六君子汤合当归芍药散加减。

【四诊】2013年9月2日。

患者食欲好转，食量增加，乏力减轻，腹胀、少寐好转，曾出现两次腹痛、排便困难，舌质红，苔黄厚腻，脉弦。

治则：健脾化湿，行气通腑，缓急止痛。

处方：三仁汤合当归芍药散加减。

【五诊】2013 年 9 月 23 日。

患者诉饮食、睡眠较好，无腹胀、腹痛，大便日 1 次，舌质红，苔薄白，脉缓。

治则：益气养血，健脾利湿。

处方：当归芍药散合薏苡附子败酱散加减。

【复诊】2016 年 9 月 5 日。

患者一般状况良好，无腹胀、腹痛，二便调，偶小腹怕冷，舌质红，苔薄白，脉缓。

治则：益气健脾，利湿化浊，佐以散寒。

处方：四君子汤合薏苡附子败酱散加减。

服药后患者小腹怕冷明显好转。

其后患者约每月复诊 1 次，服药后大便正常，腹痛消失，未因肠梗阻再次住院，饮食、睡眠正常，多数情况下无症状，仍以当归芍药散合薏苡附子败酱散为主方，适当加健脾和胃、温经通络药物。

据证以当归芍药散为主方，间合四君子汤、三仁汤、薏苡附子败酱散化裁治之，诸症好转。随访 4 年余，情况良好，一直打工，肿瘤无复发转移。

（三）由当归芍药散所引发的两点思考

1. 加甘草则方含芍药甘草汤

《伤寒论》曰："伤寒，脉浮，自汗出，小便数，心烦，微恶寒，脚挛急。反与桂枝欲攻其表，此误也。得之便厥，咽中干，烦躁吐逆者，作甘草干姜汤与之，以复其阳；若厥愈足温者，更作芍药甘草汤与之，其脚即伸。""问曰：证象阳旦，按法治之而增剧，厥逆，咽中干，两胫拘急而谵语……夜半阳气还，两足当热，胫尚微拘急，重与芍药甘草汤，尔乃胫伸。"

《伤寒论》之言芍药甘草汤所治很简单，即脚挛急、不得伸。历代注家论病机大多异曲同工，即阴虚血少，且多从条文，即误用桂枝汤攻表之结果上做文章。

分析医案，可扩展思路，从中概括，余以为芍药甘草汤的作用有如下几点。

养：即滋养、补养，如《活人事证方》之神功散（即本方）治消渴。缓：缓痛，如《医学心悟》言该方止腹痛如神。柔：柔肝息风，如《伤寒解惑论》载治孙某两臂乱动，昼夜不止，服药获愈。通：《传信适用方》治湿气腿脚赤肿疼痛。《圣济总录》：治木舌肿满，塞口杀人，红芍药、甘草煎水热漱。《经方实验录》医案：四嫂，十一月十三日，足遇多行走时则肿痛，而色紫，始则右足，继乃痛及左足，天寒不可向火，见火则痛剧，故虽甚恶寒，必得耐冷。然天气过冷，则又痛。眠睡至浃晨，而肿痛止，至夜则痛如故。按历节病足亦肿，但肿常不退，今有时退者，非历节也。惟痛甚时筋挛，先用芍药甘草汤以舒筋：赤芍、白芍各一两，生甘草八钱，一剂愈（足肿痛色紫，显然有"不通"）。

余曾治下肢挛急难忍案如下。

杨某，女，72岁，河北省石家庄市某医院退休医生。

初诊：2016年9月13日。

主诉：下肢拘挛1周。

现病史：患者1周前无明显诱因而出现下肢拘挛，夜间为甚，不能入眠，用力敲打、下床蹦跳亦不能缓解，痛苦莫可名状。

既往史：类风湿关节炎病史。

证候：下肢拘挛，脉弦，舌红，苔白。

治则：柔肝舒筋，缓急通经。

处方：芍药甘草汤加味。

白芍15g，炙甘草12g，汉防己6g。水煎服。

方用芍药甘草汤，少加汉防己，意如李杲所言："通可去滞，通草、防己之属是也……补阴泻阳……真行经之仙药，无可代之者。"

2016年9月13日夜服1/2剂，14日症状大减，上午又服1/2剂，下午服1/2剂，9月15日好转，继服1剂，分2日服（每日服1/2剂），病未再作而停药，随访多年病未再发。

思之：多数注家从酸甘化阴解芍药甘草汤，亦应扩展而思之。笔者以为：①该方从脏腑作用上看，一者可以养肝柔肝，再者滋脾胃。张锡纯则言："药之能健脾胃者多不能滋阴分，能滋阴分者多不能健脾胃，方中芍药与甘草同用，取其苦味与甘草相合，有甘苦化阴之妙，故能滋阴分。取其酸味与甘草相合，有甲己化土之妙，故能益脾胃，此皆取其化生之性，以为用也。"②对芍药及甘草之用亦应深思。如芍药之用，《神农本草经》言其功用"除血痹，破坚积"，《名医别录》言其"散恶血，逐贼血"，然此功用则为临床所忽视。甘草之用亦应重视，《本草备要》指出："仲景有多方无不重用甘草，赞助成功，即如后人益气、补中、泻火、解毒诸剂，皆倚甘草为君，必须重用，方能见效，此古法也，奈何时师每用甘草不过二三分而止，不知始自何人，相习成风，牢不可破，附记于此，以正其失。"余以为当归芍药散中芍药其量最多，变通应用之点也多。

2．妇人怀妊之思

对于妇人怀妊，徐熔本、俞桥本作"妇人怀娠"，对此，并未引起医家太多思考，余则思之有得。

"妊"与"娠"二字，其义是有区别的，《说文》言娠为"女妊身动也"，从"辰"之字皆有"动"之意，如震，振是也。所谓妊而身重，重而后动，动而后生。"娠"之"动"对于是否怀孕是最确切的判断，始怀孕（依今之言为早孕）几天、十几天甚至近一个月，脉诊是否怀孕，并不十分准确，妊娠一个月名胎胚，恐怕此时之后脉症相参才便于诊断。《金匮要略》曰："妇人得平脉，阴脉小弱，其人渴，不能食……于法六十日，当有此证。""妇人怀妊六七月脉弦……附子汤。"此时谈到所诊之脉，皆为"怀娠"之时的辨证而不在是否怀妊上。

故"妇人怀娠"是可取的，由此又会联想到诊妊娠脉的问题。摸脉断怀孕被认为是中医的"一招"，甚至被渲染为"绝招"，结合临床实践，有必要对此进行些分析思考。《内经》中"阴搏阳别，谓之有子"，又曰"妇人手少阴脉动甚者，妊子也"，后代医家基本是在《内经》此所论下展开，但思之：

（1）所言之脉对怀孕缺乏惟一性。《校注妇人良方·候胎门》曰："搏者近也，阴脉逼近于下，阳脉则出于上，阳中见阳，乃知阳施阴化，法当有子。"心肾："心主血，肾主精，精血交会，投识于其间，则有娠。"依此机制分析，怀孕虽可见到此脉，但其他病证亦会有此脉，而且"早孕"（比如怀孕几天、十几天）难于见此脉，《候胎门》所言为"则有娠"，非怀孕之早期。

（2）《素问》言："何以知怀子之且生，曰身有病而无邪脉也。"倒觉简明，所谓"身有病"是有一些症状表现，但无相应的病脉，《产孕集》曰："要不外滑利和平，不偏不弊，所谓身有病而无病脉，身无病而有病脉为简而易明，经闭吐逆，体怠无食而脉反平和是有病而无病脉也，外无吐逆诸病体旺如昔，而脉反滑利动疾是无病而有病脉也……若兼有表卫诸疾，脉不可辨则别有验之之法。"而此时所涉及的"病"或"脉"亦非怀孕早期。

（3）从脉来判断怀孕与否，应综合分析，如：月经是否已逾期？有无症状？余想最好还要有脉的对比分析，即以往脉象如何？与今之脉对比，而恰恰此点是无法做到的，试想哪有妇人无事去诊脉呢？这种思考不是"笨法子"，意在要综合分析有关因素，再结合脉诊判断。目前妊娠试验对诊断是否怀孕应用较普遍，准确性也较高，是诊脉断妊娠无法比拟的，因此探讨以脉来诊怀孕就没有太大必要了，其必要性在于对怀孕的身体状况进行分析，以确定是否干预，多数情况是"怀娠"。

（4）一些妇科著作谈到：诊妊娠之脉，大多是言脉"滑""滑而疾"。如《校注妇人良方·诊妇人有妊歌》曰："寸微关滑尺带数，流利往来并雀啄……怀小儿之脉已见形状也。两脉流行滑利相通，疾速来去，或两关洪大相应——胎已有形状。""三部沉正等无绝，尺内不止是胎妇。"《难经》云："小儿日足胎成聚，身热脉乱无所苦。"《产孕集》:"《脉经》曰:脉滑疾而重按之散者,妊也,胎已三月。"《女科切要》:"受妊脉法:两尺脉微而带数,两寸浮大而关滑,身中无热脉已洪,此是妇女胎脉法。"《千金方》:"妊娠初时,寸微小,呼吸五至,三月而尺数也。"

分析:此时之脉几乎全非"早孕"而是"怀娠"之脉。

麦门冬汤

(一)原文及发挥应用

《金匮要略》曰:"大逆上气,咽喉不利,止逆下气,麦门冬汤主之。麦门冬汤方:麦门冬七升,半夏一升,人参二两,甘草二两,粳米三合,大枣十二枚。上六味,以水一斗二升,煮取六升,温服一升,日三夜一服。"

对该方,张路玉云:"此肺中津液干枯,虚火上炎之候,凡肺病有胃气则生,无胃气则死。胃气者,肺之母气也,故与竹叶石膏汤中偏除方名二味,而加麦门冬数倍为君,人参、粳米、甘草以滋肺母,使水谷之精微皆得上注于肺,自然沃泽无虞,当知大逆上气,皆是胃中痰气不清,上溢肺隧,占据津液流行之道而然,是以倍用半夏,更加大枣通津涤饮为先,奥义全在乎此。若浊饮不除,津液不致,虽日用润肺生津之剂,焉能建止逆下气之绩哉。俗以半夏性燥不用,殊失仲景立方之旨。"魏念庭云:"火逆上气,夹热气冲也,咽喉不利,肺燥津干也。"《方函口诀》云:"麦门冬汤亦治:老人津液枯槁,食物难下咽似膈症者。"

笔者化裁麦门冬汤,拟方戊己饮Ⅰ号方:麦门冬、南沙参、清半夏、生山药、鸡内金、紫丹参、生甘草。用于食管癌、贲门癌、胃癌术后厌食。

思之:术后厌食,西医一般认为与术中不可避免的迷走神经干切断有关,实验研究证实戊己饮Ⅰ号方有促进胃排空作用,但古医家无此实践。

考虑其基本病机是胃阴不足,胃失和降,首先,胃主受纳,厌食为胃失受纳,病位在阳明胃,叶天士指出"阳明燥土得阴自安",又云"胃宜降则和",鉴于上述病机,故选用麦门冬汤化裁,该方为肺胃阴亏,虚火上炎而设。

(二)引申医案

食管癌术后厌食案

邓某,女,52岁,石家庄市某蔬菜市场工人。

【初诊】1988年7月中旬。

主诉:食管癌术后不欲饮食1个月余。

现病史：患者因食管癌于 1988 年 6 月中旬在石家庄市某医院行手术治疗，术后月余不欲进食，勉强进食则脘腹胀满，靠间断补液治之。

证候：厌食，伴口干，乏力，下肢浮肿，脉弦，舌淡红，苔白。

处方：戊己饮 I 号方。

水煎服，每日 1 剂，分 2~3 次服。

服药 3 剂已思饮食，不再补液，服至 7 剂食量几乎如术前，服药 10 剂食量大增，每日主食 250~300g，牛奶 200ml 左右，鸡蛋 1~2 个，蔬菜（肉炒菜）超过 250g，新鲜水果 2~3 个，体力大增，口干、下肢浮肿好转，其后情况良好。

贲门癌术后厌食案

任某，女，60 岁。

【初诊】1984 年 6 月 3 日。

主诉：厌食、腹泻月余。

现病史：患者贲门癌术后 7 周，食欲极差，进食则欲呕出，大便溏薄（日 3~4 次），请中医会诊。

证候：除上述症状外，伴下肢浮肿，乏力，心烦少寐，脉虚数，舌尖红，苔薄白欠润。

辨证分析：胃阴不足，脾失健运。

处方：麦门冬汤加减。

麦冬 10g，清半夏 10g，沙参 10g，山药 10g，荷叶 10g，炒麦芽 10g，芦根 10g，薏苡仁 10g，甘草 6g。

【二诊】1984 年 6 月 10 日。

服药 1 周，食欲大增，呕吐几无，溏便已好转，舌正红，苔薄白，脉仍虚数，上方稍事化裁巩固之。

［总结］该患者年逾花甲，加以贲门癌术后胃中津枯，故不食，食则欲呕吐；脾不健运，水湿停蓄，故泄泻肢肿。以麦门冬汤养胃中津液而降逆气，以沙参易人参，山药易粳米，润胃益脾，加荷叶醒脾升清，芦根生津安胃、升清渗湿，薏苡仁健脾利湿、止泻消肿，三者健脾升清，渗湿而不燥，与麦门冬汤兵分两路，各施其长，故收效矣。

十二指肠癌化疗后不欲食案

胡某，男，58 岁，河北省廊坊市某县农民。

【初诊】2018 年 3 月 12 日。

主诉：乏力，不欲食，恶心，加重 5 日。

现病史：患者因确诊十二指肠癌于河北省某医院化疗，每次均有恶心纳差。

此次为第八疗程化疗，症状加重已 5 日，不能进食，靠补液维持，卧床不起。

证候：严重恶心呕吐，不欲食，伴便溏，口干渴，乏力不能行动，由家属抬入诊室，脉弦，舌红，苔白。

辨证分析：胃气阴大伤。

治则：益胃气，养胃阴，降逆止呕。

处方：麦门冬汤、生脉散合连苏饮化裁。

清半夏 30g，沙参 10g，山药 30g，鸡内金 10g，生甘草 10g，人参 10g，麦冬 10g，五味子 10g，苏叶 4g，川连 6g。

水煎服，每日 1 剂，分 2 次服，每周服 6 剂。

【二诊】2018 年 4 月 2 日。

恶心、食欲不振好转，食欲大增，乏力减轻，已自由活动，仍有口干渴、便溏，伴耳聋如堵，口木，下肢浮肿，脉缓，舌红，苔白。

辨证：胃气阴得复，以健脾止泻治之，仍当益气为佐。

处方：七味白术散合生脉散化裁。

人参 10g，茯苓 30g，白术 10g，藿香 10g，木香 6g，葛根 30g，山药 30g，鸡内金 10g，麦冬 10g，五味子 10g，白芷 6g。

水煎服，每日 1 剂，分 2 次服，每周服 6 剂。

【三诊】2018 年 5 月 3 日。

食欲极佳，下肢浮肿、口干渴、口木好转，耳聋减轻，仍有下肢麻木，便溏，少寐，脉滑，舌红，苔白。

仍以原法巩固之。

处方：党参 10g，麦冬 10g，葛根 30g，白术 10g，茯苓 30g，生甘草 10g，薏苡仁 30g，藿香 10g，山药 30g，白芷 6g，车前子 10g（包煎）。

水煎服，每日 1 剂，分 2 次服，每周服 6 剂。

2018 年 5 月底追访，情况良好，耳聋也已好转，准备进行下一疗程化疗。

[体会] 恶心呕吐、食欲不振是恶性肿瘤化疗常见的副反应之一。本例反应严重，不能进食，且正气大伤，只能卧床，这不仅影响化疗的继续进行，而且不利于预防恶性肿瘤的复发转移。

对于化疗呕吐，余曾拟方止吐汤，主要药物：清半夏、竹茹、芦根、茯苓、紫苏叶、川黄连。临床应用：恶性肿瘤化疗所致顽固恶心呕吐及某些胃病的恶心呕吐，脉弦、滑，舌红，苔白或薄黄者。用法：清半夏用量宜重，至少 30g；苏叶、黄连用量宜轻，前者 3~4g，后者 5~6g。初次服可少量频服，1 剂药可分 3~4 次服，每日服药至少 1 剂，用药后症状减轻者可改为每日 1 剂，分 2 次服。伴不欲食者，加山药 30g，鸡内金 10g；伴口干渴者，酌加麦冬 10g；伴脘腹痛者，酌加白芍 10g、甘草 6g。若有明显的胃阴损伤表现（如口干、舌红少苔等），则以麦门冬汤化裁；若湿困脾土证候明显（如脘胀、口干少饮、舌苔厚腻等），则以三仁汤化裁；有肝功能损害的，则肝脾双调，以自拟"甲乙煎"合小半夏汤化裁。但均需重用清半夏，轻用苏叶黄连饮。

创用之思：恶性肿瘤化疗所致的恶心呕吐不同于一般呕吐：①恶心呕吐常较重。②因化疗所致的副作用较多（如肝功能损害、骨髓抑制等），故选方用药应综合考虑，亦应注意原发肿瘤的病情。③该方组成思路：化疗呕吐的中医病机为胃气上逆，气阴戕伤（胃气、胃阴之损），但从因果关系看，气阴戕伤是"果"，且此时胃纳脾运呆滞，不宜壅补，用药亦不宜重浊，加之癌本身存在"毒""痰""瘀""虚"和"气机失畅"等情况，故以"和胃降逆，微苦微辛，以轻取之，药具平和"为治疗原则。④方中连苏饮为薛生白《湿热病篇》之方，药简量小，然功用不可小视。⑤方用连苏饮乃"轻可去实"也，而又重用半夏降逆，那么组方是"轻"还是"重"呢？这样组方，二者是否矛盾呢？笔者以为：黄连、苏叶之轻是取其"气"，半夏之重是取其"质"，二者各行其道，并无不可，证之临床，亦证明是可行的。

鉴于该患者病情，故初诊将戊己饮Ⅰ号方与止吐汤二方合用化裁。正气亏损自当补益，但又不宜壅补，故选用生脉散（实际上方加五味子即含生脉散），用药亦不庞杂。《删补名医方论》云："生脉散以人参补气，麦冬清气，五味子敛气。"吴崑云："一补一清一敛，养气之道备矣，名曰生脉，以脉得气则充，失气则弱。"

服药后二诊症状即明显减轻，为输液所不及，体现了中医药扶助正气的优点，且药效维持时间较长，患者二诊时有耳聋，李东垣之《脾胃论》有脾胃虚则九窍不通论，云"九窍不通利，肠胃之所生也"，且患者有大便溏薄，故健脾益气佐以白芷止泻通窍而获效。

小建中汤

（一）原文及发挥应用

《伤寒论》曰："伤寒，阳脉涩，阴脉弦，法当腹中急痛，先与小建中汤；不瘥者，小柴胡汤主之。"

《金匮要略》曰："虚劳里急，悸，衄，腹中痛，梦失精，四肢酸疼，手足烦热，咽干口燥，小建中汤主之。小建中汤方：桂枝三两（去皮），甘草三两（炙），大枣十二枚，芍药六两，生姜三两，胶饴一升。上六味，以水七升，煮取三升，去滓,内胶饴,更上微火消解,温服一升,日三服。呕家不可用建中汤,以甜故也。"

对该方,程云来释曰:大枣、甘草、胶饴之甘,所以建中而缓诸急。通行卫气,必以辛,姜、桂之辛,用以走表而通卫。收敛荣血者必以酸,芍药之酸,用以走里而收营。营卫流通,五脏不失权衡,而中气斯建矣。

思之:小建中汤两见于《伤寒论》及《金匮要略》中,分析之,《金匮要略》所提到症状较多而其要在于一个"虚"字;《伤寒论》曰治"腹中急痛";《苏沈良方》赞曰"此药治腹痛如神"。小建中汤方义,尤在泾曾言"此和阴阳调营卫之法也",其治则在于一个"和"字,尤在泾又曰"中者脾胃也……是故求阴阳之和者,必求于中气,求中气之立者,必以建中也"。历代医家对小建中汤的拓展应用及加减应用也不少,笔者体会此方虽小,应用得当,疗效亦佳,亦如《灵枢·终始》所云"阴阳俱不足……不可饮以至剂"也。临床体会:①可不用饴糖;②参考李东垣著作多种疼痛用全蝎,可据证加小量全蝎;③客观检查为小建中汤拓展应用提供了思路。

(二)引申医案

贲门腺上皮重度异型增生案

田某,男,63岁,河北省石家庄市人。

【初诊】2018年8月31日。

主诉:口干,烧心3年余。

现病史:患者于2014年9月在河北医科大学某医院查胃镜提示贲门病变,病理示贲门腺上皮轻度异型增生,遂口服西药治疗(具体药名、药量不详)。2015年出现烧心,口干,曾口服中西药物治疗,效果不佳。2018年在河北医科大学某医院复查胃镜示贲门病变,病理示腺上皮重度异型增生。

证候:口干,烧心,胃脘有跳动感,自汗,心悸,气短,大便4日1行,舌红,苔白,脉弦。

辨证分析:中焦虚寒,肝胃不和。

治则:温中补虚,和里缓急。

处方:小建中汤加味。

桂枝10g,白芍15g,沙参10g,生甘草10g,丹参10g,浙贝母10g,荷叶10g,浮小麦30g,生姜3片,大枣7枚,生龙骨30g(先煎),生牡蛎30g(先煎)。

水煎服,每日1剂,分2次服,每周服6剂。

【二诊】2018年9月13日。

烧心消失，胃脘跳动感、便秘减轻，仍有口干、自汗，脉弦，舌红，苔薄黄。

服药见效，上方加茯苓 30g 健脾、当归 10g 养血润肠、淡竹叶 10g 淡渗且稍事清利。

【三诊】2018 年 9 月 27 日。

证候：仍有咽干，伴左胁疼痛，脉弦，舌红，苔白。

治则：原法合疏肝养胃。

处方：桂枝 10g，白芍 15g，甘草 10g，柴胡 10g，清半夏 10g，麦冬 10g，山药 30g，鸡内金 10g，浙贝母 10g，浮小麦 30g，荷叶 10g，生姜 3 片，大枣 7 枚。

水煎服，每日 1 剂，分 2 次服，每周服 6 剂。

【四诊】2018 年 10 月 18 日。

诸症减轻，咽中多痰，脉弦，舌红，苔白。

上方加苏子 10g、当归 10g，降气行痰。

水煎服，每日 1 剂，分 2 次服，每周服 6 剂。

2018 年 10 月至 2019 年 1 月，一直以小建中汤加减进退。2019 年 1 月 8 日在河北医科大学某医院复查胃镜，病理：黏膜慢性炎症，鳞状上皮增生。病理提示腺上皮重度异型增生已逆转。患者微有舌麻，偶有咳嗽，脉滑，舌红，苔白，以原法巩固治疗。

萎缩性胃炎案
（部分腺体肠化伴轻度非典型增生）

邢某，女，45 岁，河北省廊坊市某镇农民。

【初诊】2017 年 6 月 26 日。

主诉：胃胀痛，烧心，泛酸 3 年余。

证候：胃胀痛，以痛为著，烧心，泛酸，偶有恶心，脉弦，舌红，苔白。

天津市某医院查胃镜：食管炎、慢性胃炎。病理：萎缩性胃炎，部分腺体肠化伴轻度非典型增生。

辨证分析：脾胃失健，阴阳失和。

治则：健脾胃，和阴阳。

处方：桂枝 10g，白芍 12g，炙甘草 10g，全蝎 6g，白及 10g，浮小麦 30g，生麦芽 10g，生姜 3 片，大枣 5~6 个。

水煎服，每日 1 剂，分 2 次服，每周服 6 剂。

【二诊】2017 年 11 月 6 日。

证候：烧心、泛酸未作，胃痛减轻，偶有恶心，脉缓，舌红，苔白。

治则：服药已效，原法加和胃降逆。

处方：上方加二陈汤。

桂枝 10g，白芍 12g，炙甘草 10g，全蝎 6g，浮小麦 30g，生麦芽 30g，柴胡 6g，当归 10g，茯苓 30g，清半夏 10g，陈皮 10g，生姜 3 片，大枣 7 枚。

水煎服，每日 1 剂，分 2 次服，每周服 6 剂。

【三诊】2017 年 12 月 29 日。

证候：稍有胃胀痛，以胀为著，便秘，头晕痛，月经 2 个月未至，脉弦，舌红，苔白。

复查胃镜病理：轻度黏膜慢性炎症。

辨证分析：肝气郁结，脾胃失健。

治则：疏肝健脾。

处方：原法合逍遥散化裁。

柴胡 6g，当归 10g，白芍 12g，茯苓 30g，白术 10g，生甘草 10g，清半夏 10g，陈皮 10g，天麻 10g，钩藤 10g（后下），生麦芽 30g，浮小麦 30g，桂枝 10g，川芎 6g，全蝎 6g。

水煎服，每日 1 剂，分 2 次服，每周服 6 剂。

除月经愆期外，其后诸症减轻。

2018 年 12 月 10 日于天津市某医院再次复查胃镜示反流性食管炎、慢性胃炎，胃癌前病变已逆转，其后至 2023 年底追访，胃病未发。

第六章 方药之探微

"细辛用量不过钱"可以休矣

中药的用量十分重要，俗有"中医不传之秘在量上"之说，程国彭云："医家误，药不称，重病药轻轻反重，轻重不均皆误人。"用药扬其利，避其弊，防其害是医家之基本功。

细辛用量，自《本草别说》云"细辛若单用末，不可过半钱，多则气闭塞不通者死，虽死无伤可验"之后，其用量不过钱几成圭臬，医家避嫌，售药者避责，使细辛用量拘死在"不过钱"上，此说不可拘执。

从理论上讲，许多本草著作均未言此用量，而云细辛无毒，《神农本草经》甚至云"久服明目利九窍"，清代张志聪之《本草崇原》曰"细辛乃本经上品药也，味辛臭香，无毒……凡药所以治病者也，有是病，服是药，岂辛香之药而反闭气乎，岂上品无毒而不可多服乎"，许多医家之说与此类同。详析《本草别说》之言亦有疑，其云"单用""为末用"实属医家临床之少见，"不可过用"量也不准，"多用则气闭塞者死也"亦少临床例证。

从临床应用看，细辛用量过钱更是屡见，张仲景著作有较多含细辛的方剂，其用量多与其他药不显用量差别（仲景方含细辛者17首，细辛用量皆占重要地位），其余医家之用量过钱者更是不少，且按妊娠言之，多有妊娠禁忌药之说，而《备急千金要方》载有"补胎汤"云，若曾伤一月胎者，予服此药：细辛一两，防风二两，乌梅一升，生地黄、白术各三两，吴茱萸、大麦各五合，生姜四两。以水七升，煮取二升半，分三服，"予服"之方，尚有细辛。河北某老中医临证五十多年，善用大量细辛治疗重症、疑难症，取得佳效，其用量有的达150g，且亲尝120g生药药汁体验之，并无不适。

当然，处方用药在于认病、认证准确，用药适当、适度。一些药物有些不良反应也常见，试想多数西药都有不良反应，不都照常用吗？近来有些资料以实验为依据谈某些中药的"毒性"，几使某些中药的应用被"枪毙"，是不妥的，可参考，不可盲从，中药的作用除用量外，还有配伍后的综合效应，特别是药证相宜不相失就可避其所谓毒性，笑言之，喝口凉水不适当都可能胃不适拉肚子，何况用药？

总之，细辛用药不必拘泥于"不过钱"上。

1. 临证体会

（1）初识细辛：笔者 1966 年冬在天津中医学院学习时，患"雷诺病"，在天津市两个大医院确诊，西医束手，家父据证处以当归四逆汤原方，细辛用 10g，配合外洗方（葱根、蒜瓣、艾叶、红花等）治之，连用三个冬季，少则 20 余剂，多则 30 余剂，病几愈，后于 1978 年冬偶见发作，服上方 12 剂好转，至今 40 余年病未复发。识得用"细辛不过钱"则非然也，而《本草新编》所云"只可少用，不可多用，多用则气耗而痛增，独用则气尽而命丧"不可遵也。

（2）继之，初识细辛后，临床应用则不拘谨矣。以一血栓闭塞性脉管炎案为例。患者崔某，男，65 岁。1990 年 2 月上旬初诊，因右足麻木发凉年余，足第 2 趾变青紫色，伴剧烈冷痛，难以行走近 2 个月，西医诊为血栓闭塞性脉管炎（Ⅱ期）。诊得脉沉细，舌淡红，苔白，乃寒凝血闭，脉络不通，遂以阳和汤、桂枝附子汤、麻黄附子细辛汤化裁治之。处方：熟地 25g，鹿角霜 10g，干姜 10g，肉桂 10g，麻黄 10g，白芥子 10g，炮附子 15g，桂枝 10g，细辛 20g，生甘草 10g，当归 15g，赤芍 15g。服 15 剂后足趾冷痛减轻，已可短距离步行，服药无任何不适。遂增附子、细辛之量（各增 5g），以加强温通之力，增熟地之量，防细辛燥热伤阴，又服月余，足麻木发凉大减，足第 2 趾青紫减轻，再将熟地、炮附子、细辛用量各增至 40g、30g、40g。该方服至 1991 年 4 月中旬，诸症若失，足第 2 趾变红润，上方每隔 2~3 日服 1 剂巩固之。至 1992 年底，情况良好。右足麻木冷痛消失，足趾颜色复常，行动一如常人。该例用细辛达 40g，远远超过习惯用量，并未发现不良反应。当然，辨证准确为取效之关键，而非盲目孟浪用之也。

2. 验案举隅

举一重症病例。

马某，男，64 岁，河北省某单位退休职工。

2018 年 3 月先后诊断有痛风、糖尿病（空腹血糖 11.4 ± mmol/L）、脑梗死（CT：脑桥及双侧额叶腔隙性脑梗死、脑积水、脑萎缩）、冠心病（心电图异常），多次住院治疗，间断配合服用中药。

2021 年 9 月 29 日诊：气短胸闷难忍，乏力，下肢酸软无力，行动不稳易仆倒，表情痴呆，脉迟结无力，舌红，苔白。

查心电图：窦性心动过缓，P 波增宽，Ⅰ度房室传导阻滞，房性期前收缩，T 波（Ⅰ、aVL、V_2、V_3、V_4、V_5）缺血性改变。

病属：胸痹短气，中风（中经）。

辨证分析：心肾阳虚，经脉痹阻。

治则：温通心肾，通经脉。

处方：薏苡附子散、桂枝甘草汤、麻黄细辛附子汤合方。

薏苡仁 30g，炮附子 10g，桂枝 15g，炙甘草 24g，麻黄 8g，细辛 30g（后下）（后下者，乃取其气以辛润，《神农本草经百种录》细辛条下，即云"此以气为治也"）。

［分析］组方为仲景方的组合。

（1）《金匮要略·胸痹心痛短气病脉证治》曰："胸痹缓急者，薏苡附子散主之。"该例以此通阳解胸闷之急迫困厄。

（2）《伤寒论》曰："发汗过多，其人叉手自冒心，心下悸，欲得按者，桂枝甘草汤主之。"柯韵伯曰"此补心之峻剂也"，其证候"如此不堪之状，望之而知其虚也"，故取此方以通心阳。按仲景桂枝甘草汤，以桂枝为君，甘草为佐，本例则以甘草之用大于桂枝，取炙甘草汤重用甘草之义，亦如"辑义"《名医别录》云甘草"通经脉，利血气"。《证类本草》《伤寒类要》："治伤寒心悸，脉结代者，甘草二两，水三升，煮一半，服七合……专主甘草。"

（3）用麻黄细辛附子汤之思考：《伤寒论》中"少阴病，始得之，反发热，脉沉者，麻黄细辛附子汤主之"，对此条一般均从太少两感入手去解，并无不妥，恐注重了"反发热"，循规思辨尚应在"始得之""其脉沉"上思考引申。《伤寒论》之六经病惟太阳病和少阴病提纲言及脉，而"少阴之为病，脉微细，但欲寐也"，脉微细是其大要，沈尧峰曰："微，薄也，属阳虚；细，小也，属阴虚……凡称少阴病，其脉或微或细，见一即是，不必并见。"将"微""细"脉分阴阳而入解，是可取的，但从少阴篇整体看当以阳虚为主，少阴篇中有六条不治之死证，陈修园曰："皆言少阴阳气衰微而为不治之死证也。"亦如柯韵伯所言："伤寒以阳为主。"唐容川曰："微是肾之精气虚，细是心之血虚，脉管是血之路道，血少故脉细，微属气分，气旺则鼓动而不微。"心是主血脉的，主血是指血运行之动力（即所谓"行之"），主脉，即如《内经》所云"壅遏营气，令无所避，谓之脉"，《精神病广义》云："脉来微细欲绝，此乃心脏衰弱血压低落之故，治宜用强心兴奋之剂。"此论从中西医结合角度来理解，又落在"心"上，颇为可取，而麻黄细辛附子汤之"脉沉"与此有意通之点，即此方亦有助心阳通经脉之功，《伤寒论》之"手足厥寒，脉细欲绝者，当归四逆汤主之"，"脉细欲绝"亦应重在心阳虚上（该方亦有细辛之用）。

再者，麻黄细辛附子汤的应用，不少医家也脱开了"发热"，如：《医贯》有"头痛连脑者"用本方；《证治准绳》以此方"治肾脏发咳，咳则腰背相引而痛，甚则咳涎……又治寒邪犯齿，至脑齿痛，宜急用之"；《兰室秘藏》中"少阴经头痛，三阴三阳经不流行，其脉沉细，麻黄附子细辛汤主之"；《张氏医通》中"治暴哑声不出，咽痛异常，卒然而起，或欲咳不能咳，或无痰，或清痰上溢，脉多弦紧，或数疾无伦，此大寒犯肾也，麻黄附子细辛汤温之"。但寒中少阴，阳虚是脱不开的，此例用麻黄细辛附子汤考虑之一，即是以此温通以助心阳。麻黄的药理研究表明，其麻黄碱能使冠状血管扩张，增加冠脉血流，对心脏也有强大的兴奋作用，但反复应用或一次应用很大剂量，易于产生抑制，亦可能扰乱心律，此点也为该方"助心阳"提供了思考。

另外，该患者脑梗死，症见下肢酸软无力，行动不稳，当属中风之中经，即"邪在于经，即重不胜"也。中风一病自医家阐述真中风、类中风之论后，重视类中风，并依此施治的较多，但临床对脑血管意外（不论缺血性中风还是出血性中风）的论治，如偏重考虑类中风则偏颇。《备急千金要方·论杂风状》云："岐伯曰：中风大法有四，一曰偏枯，二曰风痱，三曰风懿，四曰风痹。夫诸急卒病多是风，初得轻微，人所不悟，宜速与续命汤，依腧穴灸之。"此治法不能忽视，书中所载小续命汤即有麻黄，大续命汤则有麻黄、细辛，小续命汤言"有人脚弱，服此方至六七剂得瘥"，这里的麻黄已不再是辛温解表之作用了，《神农本草经》言麻黄"破癥坚积聚"，徐灵胎云麻黄"又能深入积痰凝血之中，凡药力所不到之处，此能无微不至"，张锡纯言麻黄"又能深入积痰凝血之中，而消坚化瘀之药可偕之以奏效也"，显言麻黄之助阳通经之功。而细辛则取其通血闭、开结气、泄郁滞之功，亦如《本草正义》所云，细辛"内之宣络脉而疏百节，外之行孔窍而直透肌肤"，故取二药之通经则不悖中风（中经）之治也，这又是该例用麻黄细辛附子汤考虑之一。

按上方服之，2021年10月11日复诊，气短胸闷明显减轻，脉结，舌红，苔白。用药尚可，继服上方，炮附子改为15g，细辛改为35g（后下），加党参15g助心气。其后10月20日、10月29日、11月25日、12月3日、12月25日复诊病情稳定，基本以原方略事加味（先后酌加当归、五加皮、干姜及杜仲30g，胡桃仁2个，取青娥丸意），细辛增至40g（10月20日）、50g（12月3日），气短胸闷难忍明显减轻，心电图明显改善〔报告：窦性心律，T波改变（Ⅰ、aVL、V_2、V_3、V_4、V_5）〕，惟仍有下肢酸软行动不稳（但脑CT示脑积水消失），脉缓，舌红，苔白。胸痹短气获缓解，更方从中风调治，以小续命汤（2022年2月25日）、黄芪桂枝五物汤化裁（2022年4月8日）。该例细辛用到50g未见"气闭塞不通"，反见胸痹短气由危转安，其所患病证，虽未至完全治愈，而其中对心脏疾患的收效是明显的，中风病亦相对稳定（似有些许改善）。

肠癌治疗中车前子、五倍子并用之思

笔者在肠癌术后并发症的治疗中，针对症状多为大便频数，又大便溏薄而思（前人无癌症术后的治疗实践），并用车前子与五倍子，体现了"杂合以治"，按常规车前子利水，可利小肠而实大肠，其作用是"利"，而五倍子涩肠，其作用是"涩"。同一方中"利""涩"并举似有悖常理，而这恰恰体现的是活跃的思维，为什么要并用二药呢？

（1）车前子所利者为"水湿""水饮"，乃"邪"，五倍子涩肠止泻，所涩的是"正"，两者针对点不同。

（2）《灵枢·营卫生会》曰："下焦者，别回肠，注于膀胱，而渗入焉；故水谷者，常并居于胃中，成糟粕，而俱下于大肠，而成下焦。渗而俱下，济泌别汁，循下焦而渗入膀胱焉。"对该段经文的理解应注意"别回肠""济泌别汁""渗入膀胱"几点，水谷并入胃中，从胃入肠以化糟粕的过程中，由于别回肠，济泌别汁，而分别清浊，渗入膀胱者，由于气化作用又有一个分别清浊的过程，清者用之，浊者弃之。这点与小肠的"受盛""化物"是相辅相成的。正如《素问·灵兰秘典论篇》所曰："小肠者，受盛之官，化物出焉。"张介宾注曰："小肠居胃之下，受盛胃中水谷而分清浊，水液由此而渗于前，糟粕由此而归于后，脾气化而上升，小肠化而下降，故曰化物出焉。"车前子之利小肠而实大肠，正是使水湿不直趋大肠而经济泌别汁、渗入膀胱，再气化而用"清"去"浊"，同时起到"实大肠"之功。《素问·灵兰秘典论篇》又云"大肠者，传道之官，变化出焉"，这里应注意三点，即"传""化""变"。"传"者，乃通行之路也，亦如王冰所注"传者，谓传不洁之道"。对"化""变"，注家多云"变化"，而忽略"化"，如王冰注曰："变化，谓变化物之形。"高士宗云："食化而变粪，故变化由之出焉。"其实水谷并居胃中，入肠而成糟粕的过程有"化"，即分别清浊，清者用之，浊者弃之，亦有"变"，即浊者变为粪便。《内经》的这篇原文本为再普通不过的中医基础理论之一，为什么在这里还提它呢？原因是临床中视这一类经文为无所谓或者只"谈"不用的情况并不罕见，其实这段原文与西医所说的肠的消化、吸收、分泌、排泄等功能言不同而理一致，用于临床会为治则、处方、用药提供思考，而其中的中医基础理论与方药的运用是连贯的。

车前子与五倍子并用的"杂合以治"也体现了"善思"。水谷并居胃中入肠而成糟粕的过程中，大肠犹如一个"加工厂"，其"传""化""变"在这个"加工厂"中完成，大肠作为"道"，类似于一个加工工序，既提供了"传"的通路，也提供了"化""变"的"时间"和"空间"。肠癌患者手术切除了部分肠管，使这个"加工厂"的"道"缩短了，不仅影响了"传"，也影响了"化"与"变"。结果常出现大便频数而溏薄，用车前子分利水湿济泌别汁、分别清浊，一定程度上可比喻为减轻了这个"加工厂"的"工作量"和"负担"；用五倍子以涩肠固泻，一定程度上可比喻为弥补了这个"加工厂"的"加工时间"和"空间"的不足。从中医理论看，二药的作用点不同，发挥的效应不同，因此可并行而不悖，证之临床疗效是可以的。癌症的中医治疗，特别是有手术、放疗、化疗一些因素的干扰，辨证论治会遇到一些新情况，这就需要灵活甚至超常的思维，才能使论治更加灵活准确。有意思的是"杂合以治"若辨证准确，用药则协同而不掣肘，正如尤在泾在释麻黄升麻汤时云："麻黄升麻汤合补泻寒热为剂，使相助而不相悖，庶几各行其事，而并显其效。"其中亦含值得深思的问题。

再如：肠癌术后，里急后重，便频不爽亦是较多见的症状，按中医理论，理气则后重自除，对于肠癌术后的里急后重，如何理气？笔者以为，行气导滞是理气，益气升提亦可认为是理气，临床可据证或以理气行滞为主（常以四逆散加味），或以益气升提为主（常以补中益气汤化裁），或二者合用之，则为"杂合以治"，乃常法中之变法。

验案举隅

直肠癌术后盆腔积液、双肾盂及输尿管上段积水案

马某，女，34岁，河北省石家庄市某学校教员。

【初诊】2013年6月21日。

现病史：患者于6个月前行直肠癌手术（病理：腺癌，分期 $T_4N_xM_0$），术后放疗1个疗程、化疗6个疗程，术后即感乏力且日渐加重，伴大便溏薄，便前腹痛，未再化疗而就诊于中医。

治以疏肝健脾，调畅气机（自拟柴芍枳术汤化裁），治疗半年诸症减轻。

【复诊】2013年12月12日。

证候：突出为大便难以控制，偶有反酸、头晕，脉缓，舌红，苔白。

日前CT报告：双肾及输尿管上段积水，盆腔积液，脾脏增大。

辨证分析：脾虚饮停，气虚失摄。

治则：健脾化饮，益气固肠。

处方：清半夏10g，陈皮10g，茯苓30g，猪苓10g，泽泻10g，生甘草10g，生黄芪30g，升麻10g，柴胡10g，桔梗10g，车前子10g（布包），五倍子10g，生龙骨30g（先煎），生牡蛎30g（先煎），鳖甲15g（先煎），全蝎6g。

水煎服，每日1剂，分2次，早晚服，每周服6剂。

盆腔积液、双肾及输尿管上段积水从中医角度看，乃饮邪之停滞，大便失控乃脾胃虚弱，气虚肠滑。故取二陈汤加猪苓、泽泻化痰饮而利水，补中益气汤加减以益气兼升提固肠，去当归之滑肠，方中加全蝎散结化痰通经，并用车前子与五倍子。

【复诊】2014 年 2 月 21 日。

复查 CT：盆腔积液消失，双肾及输尿管上段积水消失。

积水消失，大便仍较难控制。

以原法合温肾固肠法化裁调治。

2014 年 9 月 11 日复查 CT 报告：直肠癌术后化疗后改变；胸部及腹部 CT 扫描未见复发及转移征象。胸片：心、肺、膈未见异常。2015 年 1 月 22 日复查，情况良好，无癌症复发及转移征象。

［总结］该患者原发病灶较大（T_4），且长期为大便难以控制所困扰，影像学检查有盆腔积液及双肾、输尿管上段积水（因术后 1 年复查时发现，复查 CT 前是否有此征象，即具体出现的时间尚不得而知）。中药治疗后，大便基本复常，且盆腔积液及双肾、输尿管上段积水能在较短时间内消失，术后 2 年余病无复发及转移，疗效是满意的，特别是盆腔积液及双肾、输尿管上段积水的疗效更值得肯定，显示了中医整体调整、综合治疗的优点。

拙思达原饮

达原饮为《温疫论》名方，就其方义，吴又可云："槟榔能消能磨，除伏邪，为疏利之药，又除岭南瘴气；厚朴破戾气所结；草果辛烈气雄，除伏邪盘踞。三味协力，直达其巢穴，使邪气溃败，速离膜原，是以为达原也。"热伤津液，加知母以滋阴；热伤营气，加白芍以和血；黄芩清燥热之余；甘草为和中之用。以后四味，不过调和之剂，如渴与饮，非拔病之药也。并言"时疫初起，以疏利为主"，称三消饮为"此治疫之全方也"。读《温疫论》之达原饮，笔者又有拙思（达原饮加羌活等亦为透达）。"达原"之"达"是"到达"的意思吗？如果是"到达"的意思，那去干什么呢？吴氏说得好，"使邪气溃败，速离膜原"。《温热经纬》云："疫证最怕邪伏膜原，内壅不溃为难治。"因此余以为，这个"达"应是疏达、开达之意，疏达什么？疏达气机是其一也，因为"阳气壅闭，郁而发热"，"百病发热，皆由于壅闭"，《广瘟疫论》则言"疫邪汗法，不专在于升表，而在乎通其郁闭，和其阴阳"，而火郁又根于气，气为火之舟楫也，不疏达何以解壅郁？再思达原饮用药，槟榔、草果、厚朴，皆辛温透达之品。槟榔"宣利五脏六腑壅滞"（《药性论》），"御瘴疠"（《本草纲目》）；草果辛温，"兼辟瘴解瘟"（李东垣），"按岚瘴皆雾露阴湿之邪，最伤清阳之气，故辟瘴多用温燥芳香，以胜阴霾湿浊之蕴祟。草果之治瘴疟，意亦犹是。然凡是疟疾，多湿痰蒙蔽为患，故寒热往来，纠缠不已，治宜开泄为先"（《本草正义》）；厚朴辛温，主"中风伤寒、头痛寒热惊悸"（《本经》），"温而能散"（朱丹溪），张锡纯言"为其性温，味又兼辛，其力不但下行，又能上升外达"。三药皆温而透达，吴氏同时代之先者李时珍著《本草纲目》言，草果与知母同用，治瘴疟寒热，取其一阴一阳无偏性之害（吴氏未参考时珍之论吗），达原者，无"疏达"（透与达）吗？达原饮虽不能视为"汗剂"，但透达则可达到一些"汗"之效果，佐黄芩清燥热之余以求邪气溃散。中药之作用常是多向的，其作用当是"能"怎么样，而不是"专一"怎么样，所以对方剂的理解不宜拘死在某一框架内，否则就不能扩展方剂的应用范围了。

依此，余对达原饮又有拙思，使之与小柴胡汤对照：两方均主邪在半表半里，小柴胡汤以柴胡解半表，以黄芩清半里，达原饮之槟榔、厚朴、草果，不亦透半表吗？但其辛温燥烈与柴胡有异，针对病邪不同，故有医家称达原饮治"寒疫""寒湿疫"。黄芩清燥热之余与清里同也。小柴胡汤以人参"予补其正气，使里气和而外邪勿得入内也"（柯韵伯言），与甘草甘缓共扶正气，达原饮有槟榔、草果、厚朴之温燥，而以知母滋阴、白芍和血，吴又可言"热伤津液"用知母，"热伤营气"用白芍，温疫初起就伤津液、伤营气吗？实与小柴胡汤用人参、甘草予补正气（小柴胡汤补气，达原饮益营、阴）义同也。《温疫论》乃有为之作，著书立说，尤其创新，难以十全，学者当察其正旨，又当推敲疑点。

吴又可之《温疫论》是较有影响的温疫专著，著作中之达原饮也成为一名方。需要指出的是，使用任何一个方剂都必须了解立方者之宗旨，辨证论治，论治中可以变通，不能把某方拘死套用在某病上，或受其影响，将并非其病的治疗掺入其药，以防止思维惰性。试举一发热病例说明之。

验案举隅

非温疫案

贾某，女，75 岁，河北省井陉县某村农民。

【初诊】2020 年 8 月 23 日。

主诉：发热 3 个月。

现病史：患者发热 3 个月（体温 38℃以上），多项客观检查未发现明显异常，西医诊断不明，求诊当地中医，先后服用麻杏石甘汤、白虎汤及攻下药物等无效。又服某中医方，处方：藿香 14g，青蒿 16g，半夏 10g，厚朴 10g，茯苓 12g，芦根 46g，竹叶 14g，西洋参 12g，金银花 30g，连翘 10g，葛根 16g，柴胡 16g，知母 20g，甘草 6g，生姜 3 片，葱白 3 寸。服之无效。

证候：发热烦躁，乏力，没食欲，面色萎黄，舌红，苔薄黄。思考之，既往服药欠"疏"，治当疏透之，故处方：金银花 10g，连翘 10g，竹叶 10g，荆芥 10g，牛蒡子 10g，淡豆豉 10g，生甘草 10g，桔梗 10g，神曲 10g，芦根 10g，浙贝 10g，苏叶 5g（后下），薄荷 3g（后下）。煎服法：诸药煮沸后下薄荷、苏叶，再煎 3 分钟，不要第 2 煎，每次服 1/2 剂，4 小时服 1 次，昼夜可服 2 剂。

服药 1 周，体温下降（体温 37.5℃），时有便溏腹热，家属云：记得肚子热就是喝了石膏大米汤后开始的。此乃凉遏冰伏，郁热未透也。嘱以清淡饮食，服小米、大米粥、青菜，稍咸些，继服原方。

2020 年 9 月 14 日复诊，诸症好转，其后病未复发。

藿朴夏苓方之展开应用

藿朴夏苓方，选药组方出自石寿棠之《医原·湿气论》，本方原著无名，后医命曰藿朴夏苓汤，但《医原》选药组方之突出点与一般方剂略有不同，莫如曰：藿朴夏苓方。《易经》曰：立天之道，曰阴曰阳，立地之道，曰柔与刚。草木虽微，其气味有阴阳之分，体质有刚柔之别，一物一太极也。石寿棠曰"古人论药性，多言气味，少言体质，盖以地之刚柔即天之阴阳所化，言阴阳而刚柔即在其中"，故其选药组方重于气味。

《医原》又曰："盖闻坤土主湿，湿土旺于四季。""湿生于土，本气属阴，阴为寒湿，后乃渐化为湿热。""阴气必得阳气而后升，所以盛夏热甚湿生，万物皆润，溽暑蒸淫，自下而上，升于太虚，为云雾雨露，则湿之化气，为阴中之阳，阴中之阳为湿热，为温病，湿热温病固同气异名者。"治之者须要分别为本气、为化气、为分邪、为合邪（温病，湿与热直合为一，湿中有热，热中有湿，浊热黏腻，故谓之温）、为外感、为内伤，于外感中又须分兼风、兼寒、兼暑之因，于外感、内伤中又须分别为湿多热多、化燥化火之变。

《医原》又曰："湿之本气，多从内受，总由脾肾阳虚不能化水所致。大抵湿之化气，多从上受，邪自口鼻吸入。""湿之化气，为阴中之阳，氤氲浊腻，故兼证最多，变迁最幻，愈期最缓。"

在治疗上，强调"湿热治肺，千古定论也"，"总以轻开肺气为主，肺主一身之气，气化则湿自化，即有兼邪，亦与之俱化"，"邪在肺经气分，气为邪郁，不能敷布水精而见烦渴、舌赤诸燥象，自当轻清开化"，不可误用阴柔滋腻。其用药则强调气味，指出"湿气弥漫，本无形质"，宜用体轻而味辛淡者治之，因辛"能散能润，又能通津行水"，淡者，因"湿病治以燥，不如治以淡，以淡味得天之燥气，功专渗湿也"。体轻则开达，基于此而选药，成藿朴夏苓方，即"辛如杏仁、蔻仁、半夏、厚朴、藿梗，淡如苡仁、通草、茯苓、猪苓、泽泻之类"，以"启上闸、开支河，导湿下行，布津于外，自然汗解"。其随证加减，亦重药物气味，如：热多者即湿热合邪病温者，则辛淡法中加芦根、淡竹叶、滑石轻淡辛凉之类，清金泄热，阳为湿郁，不能外达下行，但用芦根、灯草，甘淡通阳利窍；初起神烦而昏者，此湿热郁蒸过极内蒙清窍，则辛凉淡法去蔻仁、厚朴，加细辛二三分，白芥子钱许，辛润（此颇值得回味）行水开闭，合之芦根、滑石等味，轻清甘淡，泄热导湿；如初起神智昏糊，不能言语，无热象者，此寒燥之气搏遏水湿，内蒙清窍，急用辛开淡渗法（"开"字值得回味），其大便不利者，用蒌皮、薤白辛滑流利气机，气机一开，大便自解，即汗亦自出。再者，"其化热者，气分邪热，尚未传入血"，则宜用前辛凉淡法加以微苦，如连翘、栀子之类，或加姜水炒木通之苦辛；或湿热交合，用苦辛通降，邪走肌肉发斑，辛凉开达，其饮停胸膈者宜辛淡化饮，辛能行水，辛润又不烁津，如芥子最妙，重者加细辛二三分尤妙。无不突出气味选药。

思之：用藿朴夏苓方者，更宜注意此选药之法。还有以下几点值得思考。

（1）其言"湿生于土，本气属阴，阴为寒湿"，隐含"湿"与"寒湿"，其本则一，治时，外感中又分"兼寒"者，则为本气中兼外感之"寒"，兼风、兼寒，前法酌加苏梗、桔梗、豆豉、葱白、生姜之类，而外感"寒湿"与此又有区别，其中之分与合，对考虑"寒湿"是有帮助的。若阳为湿郁，见恶寒足冷，则非伤寒之恶寒，忌投温散。

（2）午后寒热，状若阴虚者，申酉戌时，金气主令，为湿邪旺于阴分，非阴虚，不宜用阴柔滋腻之药。

（3）《医原》用药重视开合，《用药大要论》曰"夫天地之气，犹橐籥之开阖，运行不息，故能化生万物"，六气之中"寒湿偏于合，燥、火偏于开，风无定体，兼寒、湿则阖，兼燥、火则开；暑有热有湿，偏于热者多开，偏于湿者多阖，用药治病，开必少佐以阖，阖必少佐以开，升必少佐以降，降必少佐以升，或正佐以成辅助之功，或反佐以作向导之用，阴阳相须之道，有如此者"。其在《湿气论》中谈"邪传心包，神昏谵烦"，如"舌苔黄腻乃气分湿热"，用药当"辛润以通之，咸苦以降之，清淡以泄之，其湿热浊邪自化，其闭自开"，"若邪传心包，化燥伤阴"，"斯时用药，最要空灵"，"心宫乃虚灵之所，虚则忌实，宜犀角、鲜地黄、连翘、金银花、郁金、鲜石菖蒲、芦根、梨汁、竹沥和姜汁少许，滚煎热服，再用宁上丸或普救丹开闭养阴，较牛黄至宝为优，地黄用鲜者，取其滑利。少加姜汁，凉药热饮，取其流通，此即阴阳开阖之理"，"心宫之邪，本属郁蒸之气，无质无形，最忌一派苦寒冰伏、阴柔浊腻，如三黄解毒、三黄地冬、犀角地黄、清营、清宫等汤，集而用之，有阖无开，毫无方义"。《医原·百病提纲论》曰："汗者人之津，汗之出者气所化，今气不化津而无汗者，乃气为邪所阻耳！邪阻则毛窍经络不开，即胃、肠、膀胱亦因之不开，法当轻开所阻肺气之邪，佐以流利胃肠气机，兼通膀胱气化。燥邪，辛润以开之；湿邪，辛淡以开之；燥兼寒者，辛温润以开之；燥兼热者，辛凉轻剂以开之；湿兼寒者，辛温淡以开之；湿兼热者，辛凉淡以开之；燥化热者，辛凉重剂以开之；湿化热者，辛苦通降以开之；燥为湿郁者，辛润之中参苦辛淡以化湿；湿为燥郁者，辛淡之中参辛润以解燥；燥扰神明者，辛凉轻虚以开之；湿昏神智者，苦辛清淡以开之。总之肺经气分邪一开通，则汗自解矣。"其所言之"开"值得重视。

（4）关于立方，《医原》则言："更有病纯者药纯，病杂者药杂，有病若杂而出于一源，则立方要有专主，有病虽纯而夹以他病，则立方要有变通，燥病须妨其夹湿，湿病须防其化燥，观其以往以治其现在，治其现在须顾其将来。"诚哉！斯言！

藿朴夏苓方药，在疫疠治疗中有应用之地，这是因为疫疠多兼湿和秽浊，将杂气从"口鼻而入"，"温邪上受，首先犯肺"与"湿热治肺，千古定论"及《医原》用药从气味入手结合起来考虑，则选药组方会更加得体。上述几点也可为应用藿朴夏苓方时的参考。

余将该方化裁，据证用于食管、胃癌前病变的治疗，疗效可佳。

验案举隅

食管鳞状上皮不典型增生案

患者，女，60岁，河北省石家庄市某单位职工。

【初诊】2015年10月19日。

主诉：胃脘胀闷不舒2个月余。

证候：胃脘痞满不舒，伴胸前区烧灼感，纳差，二便调，脉滑沉取有力，舌红，苔薄黄。

胃镜（2015年10月19日）：食管病变。病理（食管）：鳞状上皮不典型增生Ⅱ级。

辨证分析：痰湿内蕴。

治则：化湿悦脾。

处方：藿朴夏苓方化裁。

藿香10g，厚朴10g，陈皮10g，茯苓30g，清半夏10g，炙甘草6g，竹茹10g，枳实10g，焦神曲10g。

上方加减调治 3 个月余，复查胃镜（2016 年 2 月 23 日）：慢性非萎缩性胃炎。

应用黄芪甘草汤之思

黄芪甘草汤出自《医林改错》，组方及服法："黄芪四两（生），甘草八钱。水煎服，病重一日两付。"治疗："老年人溺尿，玉茎痛如刀割，不论年月深久，立效。"

1. 应用之思

（1）组方仅两味药，但用之"立效"。

（2）用药量大，且病重，一日两剂。

（3）从该方之"老年人""溺尿""玉茎痛如刀割"三点引发思考：①老年人多有"肾脏衰"；②"溺尿"病位在肾（与膀胱）；③"痛如刀割"则提示"瘀滞不通"。

（4）浏览历代医家之医案：黄芪在诸应用之中体现了消、托、透、敛、软坚、生肌之功。《汤液本草》云其"是上中下内外三焦之药"。《本经疏证》言："直入中土而行三焦，故能内补中气……能中行营气……能下行卫气……黄芪一源三派，浚三焦之根，利营卫之气，故凡营卫间阻滞，无不尽通，所谓源清流自洁也。"值得思考之处在于，俗言黄芪为"补"，而《本经疏证》指出其"故凡营卫间阻滞，无不尽通"。

对于甘草，《本草备要》指出："即如后人益气、补中、泻火、解毒诸剂，皆倚甘草为君，必须重用，方能建效。"

由该方主治之证候联想一些慢性肾疾患、前列腺疾患，证候表现有气虚、中气虚或夹内热、蕴毒者，或可用该方治疗，用于临床，果见其效。

笔者以此方为主治疗多例前列腺增生（多在方中加桃仁 10~15g），对改善症状（如排尿不爽、尿滴沥、漏尿等）颇为见效。试用于前列腺癌，亦有一定效果。

2. 验案举隅

前列腺癌骨转移案

魏某，男，63 岁，石家庄市桥西区某单位干部。

【初诊】2013 年 7 月 22 日。

主诉：尿频不爽，下肢拘紧。

现病史：患者因肺部 CT 提示双肺结节影，考虑转移癌而于 2013 年 6 月 17 日住河北省石家庄市某部队医院检查治疗。查血前列腺特异抗原（PSA）：游离

PSA（f–PSA）90.00Hng/ml，总 PSA（t–PSA）341.00 Hng/ml。前列腺病理:（左、右叶）前列腺腺癌（Gleason 评分 4+4=8 分）。河北省某医院核素扫描：骶骨、髂骨转移。诊为前列腺癌骨转移（$T_4N_1M_1$）而行内分泌治疗，予 MAB 方案，针对骨转移用双膦酸盐对症治疗，住院 11 天，患者及家属要求出院调治，故于 2013年 6 月 28 日出院。

证候：尿频数不爽（夜尿频），下肢拘紧不舒，脉滑，舌红，苔白。

据证予以黄芪甘草汤加味治之。

处方：生黄芪 240g，生甘草 24g，紫菀 30g，浙贝母 10g，黄柏 10g，肉桂 6g，知母 10g，白芍 15g，怀牛膝 10g，杜仲 10g。

水煎服，每日 1 剂，分 2 次服，每周服 6 剂。

[分析]加用知母、黄柏、肉桂，系因排尿不爽，取滋肾通关方意；加紫菀、浙贝母合知母，乃宣肺化痰（肺部有结节，虽无咳嗽等症状，仍应以化痰散结法施治）；加用白芍，取芍药甘草汤以缓下肢拘紧不舒；加怀牛膝、杜仲以益肾强筋骨。

以此方为基础化裁治之，至 2014 年 8 月 26 日复诊：诸症均减轻，诊脉滑，察舌红苔白，查前列腺特异抗原无异常（f–PSA 0.03Hng/ml，t–PSA 0.15 Hng/ml）。用药之疗效尚属满意，仍以黄芪甘草汤加益肾强筋骨巩固治疗。处方：生黄芪120g，生甘草 24g，熟地 40g，山萸肉 10g，山药 30g，茯苓 30g，丹皮 10g，泽泻10g，肉桂 6g，炮附子 6g，当归 10g，肉苁蓉 10g。水煎服，每日 1 剂，分 2 次早晚服，每周服 6 剂。

至 2014 年 12 月底，情况良好。

家传经验方用之显效例

1. 组方思路

自拟三花银翘汤，组方：金银花、蒲公英、连翘、紫花地丁、天花粉、赤芍、竹叶、荆芥、牛蒡子、淡豆豉、生甘草、桔梗、芦根、薄荷、杏仁、浙贝等。

三花银翘汤乃自拟经验方，其中三花汤乃余之父亲治疮痈的经验方，脱胎于《医宗金鉴》之五味消毒饮。《医宗金鉴》之五味消毒饮：金银花三钱，野菊花、蒲公英、紫花地丁、紫背天葵各一钱二分。水二盅，煎八分，加无灰酒半盅，滚二三沸热服，药渣如法再煎服，被盖出汗为度，主治各种疔毒。去其紫背天葵、野菊花，易之连翘，加天花粉、赤芍而成方，以连翘易紫背天葵的原因是五味消毒饮服法中有"盖被"而"取汗"之嘱，而连翘味苦而兼辛，辛者能散，《医学衷中参西录》曾言："连翘具升浮宣散之力，流通气血，治十二经血凝气聚，为疮家要药……且性能托毒外出……按连翘诸家皆未言发汗……用至一两必能出汗，且发汗之力甚柔和又甚绵长。"临床体会连翘确有此宣散透达之功，用之则无须"盖被取汗"。金银花、蒲公英、紫花地丁虽同属清热毒之品，但又各有其长。《本草通玄》言金银花尚"主胀满下利……补虚疗风"，并云"世人……昧其胀利风虚之用"；《医林纂要》言蒲公英尚"补脾和胃"，《本草新编》更言其"至贱而有大功……蒲公英亦泻胃火之药，但其气甚平，既能泻火，又不损土，可以常服久服而无碍……火之最烈者，无过阳明之焰，阳明之火降，而各经余火无不尽消"；紫花地丁、连翘、野菊花苦寒，而连翘、野菊花兼辛味，辛者能行、能散，故"清"而能"透"。另外，五药均清热解毒，且散气行滞。《积善堂经验方》言金银花"败毒托里，散气和血，其功独胜"；《本草衍义补遗》言蒲公英"散滞气"；《药品化义》言连翘"总治三焦诸经之火……一切血结气聚无不调达而通畅也"；《本草汇言》言野菊花"破血疏肝，解疔散毒"；而紫花地丁辛凉散肿兼泻湿退热。《外科证治全生集》有言"气血凝而发毒"，因此，解毒必须行气血，诸药正合此义，此数药并用胜于单一用药之处，在于各药同功之外，又各兼特点。名方用药常非简单的堆砌，此为选用此方的考虑，具体应用时，可据证调整五药之用量比例。三花汤与银翘散化裁组方为三花银翘汤，本为肺癌术后及恶性肿瘤病程中（包括放、化疗后）以感染为主的发热（毒热蕴结），脉滑数或滑，舌红，苔薄白或黄腻而拟方，此正所谓：杂合以治而各得其所宜也。

2. 创用之思

通常而论，发热有内伤发热与外感发热两大类，前者因"虚"，后者因"外邪"。但恶性肿瘤的发热，一者都存在"虚"，尤其晚期及手术、放疗、化疗后；二者虚邪之体又易感外邪，而这种外邪引起的发热，从证候分析又大多具"风热外感"的特点。因"虚"也好，因"外邪"也好，又皆以"毒热内蕴"为基，其中也有肿瘤热的问题。余最初基于上述情况，治疗肺癌术后之发热，以治"内"、治"外"相结合拟定三花银翘汤，临床应用效果尚理想，其后据证将该方扩展应用至一些恶性肿瘤病程中的发热。如下案例之应用，可谓恶性肿瘤之外又一途也。

3. 验案举隅

案1：后纵隔囊肿术后持续发热

王某，女，45岁，河北省石家庄市某单位职工，河北医科大学某医院离休干部外孙女。

【初诊】2023年8月23日。

主诉：后纵隔囊肿术后持续发热 1 个月余。

现病史：患者 2022 年 11 月新冠愈后体重持续下降 20 余斤，体检发现前纵隔增生和后纵隔囊肿，于 1 个月余前在河北医科大学某医院胸外科行微创手术切除后纵隔囊肿（术后病理诊断支气管囊肿），前纵隔增生因位置特殊未做手术，术后体重继续下降并开始发热，每日发热以午后为甚，达 38℃。

西医对症处理月余发热未愈而诊断不确，拟诊为营养不良所致，患者母亲担忧以为不可治，时时哭泣而求诊中医。

证候：发热不恶寒，有汗，时有心悸，大便偏溏，脉促，舌红，苔白。

辨证分析：①患者行胸科手术为一创伤而致气血紊乱，其治可参考中医外科痈疽治则，《外科证治全生集》云："痈疽二毒由于心生，盖心主血而行气，气血凝而发毒。"因此，发热之因可从"毒"上考虑，其脉促，《濒湖脉学》曰"促脉唯将火病医"，"三焦郁火炎炎盛"，故分析其为热毒，治当解毒热。②其证候之发热不恶寒，有汗类同于温病邪在卫分之热型，胸部手术肺受其扰而受邪，邪在肺一定程度上讲即是邪在卫，治当疏透解卫分之邪。

治则：解毒热，疏卫分。

处方：余以自拟经验方三花银翘汤化裁治之。

金银花 10g，连翘 10g，蒲公英 10g，紫花地丁 10g，天花粉 10g，赤芍 10g，竹叶 8g，荆芥 10g，淡豆豉 10g，生甘草 10g，桔梗 10g，芦根 10g，杏仁 10g，浙贝 10g，柴胡 10g，苏叶 6g（后下），薄荷 4g（后下）。

煎服法：第一煎煮沸后下苏叶、薄荷，煎 3 分钟倒出药液，加水再煎，第二煎按常规煎 20 余分钟，两煎药液混合分两次服，每 4 小时服 1/2，夜间于子时（夜十二时左右）左右服 1 次。

【二诊】2023 年 8 月 25 日。

出乎意料者，第一日服药则体温下降，第二日热退，唯大便溏薄，脉滑数（已无促脉），舌红，苔白。

脉未复常，原方继服加车前子 10g（另包）以图利小肠而实大肠。

【三诊】2023 年 8 月 28 日。

发热未作，仍有腹泻，脉滑数，舌红，苔白。

治以益脾胃，予七味白术散加味：党参 10g，白术 10g，茯苓 30g，甘草 10g，木香 6g，藿香 10g，葛根 30g，荆芥 10g，防风 10g，川连 8g。水煎服，每日 1 剂，分 2 次服。

【四诊】2023 年 9 月 3 日。

服上方后腹泻未愈，发热又作，稍有咳痰，脉滑数，舌红，苔白。

辨证分析：补之不当。仍服 8 月 23 日方加黄芩 8g。

【五诊】2023 年 9 月 6 日。

发热已愈，仍有便溏（4 次 / 日），稍有咽痛，脉滑数，舌红，苔白。

继服上方，芦根改为 15g，苏叶改为 4g（后下），薄荷改为 6g（后下）。

【六诊】2023 年 9 月 8 日。

发热未作，偶有腹泻，脉数，舌红，苔白。

病已向愈，处方小其制，治以辛平甘淡：滑石 10g，生甘草 10g，桔梗 10g，蝉蜕 10g，薄荷 6g（后下）。水煎服，每日 1 剂，分 2 次服。

【七诊】2023 年 9 月 11 日。

除偶有心悸外，诸症不著，脉数，舌红，苔白。

停服汤剂，嘱可酌情服导赤丸，其后未再诊。

追访至 2024 年 2 月中旬，情况良好。

［总结］该例术后持续发热 1 个月余，西医治疗无效且诊断也较含糊，云其为营养不良发热，似觉牵强，依中医理论辨治竟获捷效，可谓中医药治急证之一例也。

其间腹泻，以七味白术散施治，发热又作，可谓补之失当，反思之若予葛根芩连汤或许合宜。

治之后期腹泻转轻，诸症不著而脉数，何以停服汤剂？《伤寒论·辨厥阴病脉证并治》条文有曰："下利脉数，有微热汗出，今自愈。"成无己曰"此阴病见阳脉者生"，乃阳气得通也，则病自愈。思其理，该例与之相仿，前以七味白术散而病复，可见其阳气偏胜，故去汤剂之荡涤而微调之。

案 2：儿童持续高热

徐某，女，9 岁，河北医科大学某医院职工家属。

【初诊】2024 年 4 月 24 日。

主诉：持续高热伴咳嗽、咽痛、口舌生疮 10 余日。

现病史：患者因传染性单核细胞增多症、新型冠状病毒感染，于 2024 年 3 月 28 日收住河北医科大学某医院，4 月 6 日复查肝功能异常（ALT 184.3U/L、AST 87.6U/L），经治疗于 2024 年 4 月 7 日出院。2024 年 4 月 11 日因发热、咳嗽再入院，住院期间出现扁桃体化脓、口腔疱疹溃疡，用青霉素、头孢曲松，病情无明显好转。

既往史：2018 年 12 月 26 日因发热、咳嗽 6 天收住河北医科大学某医院，诊断为支气管肺炎、中性粒细胞缺乏症、传染性单核细胞增多症，经治疗 10 天后出院。一年半前腹部皮肤曾出现白斑，诊为"白癜风"，服白芍总苷胶囊 1 年余、"白灵片" 1 个月无好转。

过敏史：对阿奇霉素过敏。

证候：发热（体温 38.6℃），恶寒，咳嗽，咽痛，口舌生疮，脉滑数，舌红，少苔。

查血常规：白细胞计数 $1.67 \times 10^9/L$，粒细胞绝对值 $0.29 \times 10^9/L$，粒细胞百分比 17.5%。

辨证分析：邪扰卫分，热毒内蕴。

治则：疏表邪，解热毒。

处方：三花银翘汤化裁。

金银花 10g，连翘 10g，蒲公英 10g，紫花地丁 10g，天花粉 10g，赤芍 10g，竹叶 10g，荆芥 10g，牛蒡子 10g，淡豆豉 10g，生甘草 10g，桔梗 10g，芦根 10g，玄参 10g，杏仁 10g，浙贝 10g，薄荷 4g（后下），苏叶 3g（后下）。

煎法：第一煎煮沸后下薄荷、苏叶，再煎 3 分钟，第二煎按常规煎 15~20 分钟。服法：每 4 小时服 1/2 剂，夜间可延时服，但子时前后服 1 次。

［分析］以三花汤解毒，银翘方疏达卫分，加玄参护阴分。

【二诊】2024 年 4 月 26 日。

服药后咽痛、舌痛略减，体温略降，脉滑数，舌红，少苔。

查血常规：白细胞计数 $3.16 \times 10^9/L$，粒细胞百分比 59%。

原方去苏叶，玄参改为 15g，煎服法同前。（注：原药家长煎的药液较多，嘱煎 300ml 左右即可。）

4 月 28 日询问体温已正常，诸症好转而出院。出院 2 周追访，病无复发。

［总结］该患者服中药前已用过抗生素，疾病未愈，服中药后短期发热好转，诸症几愈，中药的作用值得肯定。

案 3：淋巴瘤高热

苗某，男，82 岁，河北省石家庄市某单位职工。

【初诊】2024 年 6 月 3 日。

主诉：淋巴瘤住院后发热 10 余日，伴腹胀、呕吐、不欲食（1 日勉强能进 1 次饮食）。

现病史：患者因左颈部肿物经河北医科大学某医院确诊为淋巴瘤，2024 年 5 月初因胸腔积液呼吸困难住河北医科大学某医院，经胸穿抽液，呼吸困难缓解，住院 12 天后出院。2024 年 5 月 23 日后因发热、厌食、腹胀、呕吐、乏力、二便不利，经河北医科大学某医院中药治疗，病情无缓解。

证候：面晦神疲，懒言少气，发热（体温 38~38.5℃），不恶寒，腹胀，厌食，乏力，二便不利，时作呕，脉滑数，舌红，苔白。

辨证分析：热毒蕴结，肺卫失宣。

治则：解热毒，宣肺气，疏卫气。

处方：自拟方三花银翘汤。

金银花 10g，连翘 10g，蒲公英 10g，紫花地丁 10g，天花粉 10g，赤芍 10g，竹叶 10g，荆芥 10g，牛蒡子 10g，淡豆豉 10g，生甘草 10g，桔梗 10g，芦根 15g，杏仁 10g，浙贝母 10g，薄荷 5g（后下），苏叶 4g（后下）。

煎服法：第一煎：药煮沸后下苏叶、薄荷，煎 3 分钟；第二煎：煎 15~20 分钟。两煎混合，每次服 1/2 剂，4 小时服 1 次（夜间可只于子时左右服 1 次）。

【二诊】2024 年 6 月 7 日。

发热如初诊，食欲略增，今晨排便 1 次，呈稀水样夹硬粪块（原已 4 日许未排便），脉舌如初诊。

因大便偏水样，家属忧之，笔者曰：无妨（腑气已通，表气应和）。

继服原方去牛蒡子，苏叶改为 6g。煎服法如初诊。

【三诊】2024 年 6 月 12 日。

发热间作，脉滑，舌红，苔白。

热势已衰（脉已不数），原方加玄参 10g，继服之。

【四诊】2024 年 6 月 17 日。

体温已明显下降，基本在 37℃（笔者曾嘱患者家属每日定点测体温，1 日不少于 4 次），已能进食，无呕吐，6 月 16 日大便 2 次（家属曰"恶臭"伴水样），仍有腹胀，脉滑，舌红，苔白。

6 月 7 日原方加陈皮 10g，煎服法如前。

【五诊】2024 年 6 月 24 日。

发热已好转 1 周，食欲增加，腹胀明显减轻，大便已畅略溏，面润有喜色，语言清爽，脉滑，舌红，苔白。

2024 年 6 月 17 日方加葛根 30g、茯苓 30g，健脾胃以巩固之。

至 2024 年 7 月 3 日复诊，发热未作已半月余。

［总结］

（1）该患者之发热，关键在于识其为"热毒蕴结"，原发病为淋巴瘤，又经穿刺抽水，自有热毒蕴结之因，而毒蕴又可致卫气失和，肺主卫，故治当解热毒、宣肺气、疏卫气（疏者"透"也，"达"也，含条达气机）。

（2）治疗中排稀水便夹粪块，此正腑气得通，结热得行（类同于热结旁流之势），其后排粪"恶臭"，正腐秽之去也。腐秽去则气血行、营卫和。学古医籍，既要"抠"字，更要明其"理"。笔者应用银翘方时，有的小儿服药始而见所谓"拉肚子"（家属之言），继服药无妨。

（3）病程中据证加用玄参，乃病程中津液被损之故。对银翘散有无"玄参"，医者有些探讨，其实没多大必要，探讨者也基本是在"条文"中探讨，玄参的应用与否，当视病程、证候而定，不可"纸上谈兵"。

（4）巩固治疗中选加葛根、茯苓以调脾胃，葛根甘凉而润，茯苓甘淡而渗，多少也有"升降相因"之意，乃仿七味白术饮中茯苓、葛根之用，也是一种"活法"之思。

（5）其后的治疗则当就"淋巴瘤"辨证论治，但不可忽视"热毒"之作祟！

自拟方：调营饮之创

【主要药物】熟地黄（或生地黄）、山茱萸、山药、鸡内金、何首乌、生黄芪、当归、黄精、丹参、鸡血藤。

【加减】便溏者，加扁豆、芡实；心悸少寐者，加炒枣仁、合欢皮；自汗者，加浮小麦、甘草、大枣、生龙骨、生牡蛎。

【方解】重用熟地补肾养血，益精填髓，培补先天，为君药；配以山药、黄芪、当归健脾益气补血以培后天，再伍山萸肉、黄精、何首乌补益肝肾精血，以合乙癸同源，精血互生之理，为方中臣药，达先后天同治、脾肾共补、气血共调之目的；佐鸡内金健脾消食以助运化，丹参、鸡血藤养血、活血，"祛瘀生新"以助气血化生，寓"补"而兼"运"、"补"而兼"行"之效。方中诸药配伍，有滋肾填精、健脾益气兼活血养血功效。

【组方特点】

（1）不限于"补气养血"。

（2）调理脾胃（包括化湿悦脾）亦能治疗白细胞降低。

（3）脾肾双调，气血兼顾，"补""运"相宜（方中丹参、鸡血藤"补"中兼"行"）。

【现代研究】相关实验研究充实了调营饮的科学性。

（1）调营饮对化疗所致骨髓抑制小鼠外周血象（BMC）的作用。

（2）调营饮对化疗所致骨髓抑制小鼠造血细胞因子的影响。

结论：调营饮可明显提高化疗所致骨髓抑制小鼠促红细胞生成素（EPO）分泌及粒细胞–巨噬细胞集落刺激因子（GM–CSF）的表达，从而改善外周血细胞状况，促进骨髓造血功能恢复。

【临床应用】对多种癌症化疗后骨髓抑制皆可取效，如卵巢癌术后化疗后骨髓抑制、乳腺癌术后胸壁转移化疗后骨髓抑制、右卵巢畸胎瘤术后、多发性骨髓瘤。

【验案举隅】

多发性骨髓瘤案

马某，女，52 岁，河北省石家庄市某单位职工。

初诊：2018 年 1 月 17 日。

主诉：多发性骨髓瘤化疗后身痛乏力。

现病史：患者曾于石家庄市某医院确诊为多发性骨髓瘤而住院治疗，2017 年 10 月 24 日在河北医科大学某医院就诊，检查提示存在骨质破坏，有重度骨质疏松，而予静脉滴注伊班膦酸钠等治疗，效果不理想。2018 年 1 月 17 日化疗 1 个疗程后白细胞计数 1.1×10^9/L 而就诊。

证候：身痛，左上肢抬举受限，神疲乏力，脉虚，舌淡红，苔白。

辨证分析：气血亏虚，脾肾不足。

治则：益气养血，滋补脾肾。

处方：调营饮（自拟方）。

熟地 30g，山萸肉 15g，山药 30g，鸡内金 10g，黄芪 15g，当归 10g，黄精 10g，何首乌 10g，丹参 10g，鸡血藤 10g。

日 1 剂，分早晚两次温服，每周 6 剂。

复诊：2018 年 2 月 12 日。

服上方后患者白细胞数恢复正常，且又进行第 2 个疗程化疗，化疗后 2 天复查血常规示白细胞计数 7.10×10^9/L（未用其他升白药物）。

证候：诸症减轻，现有腰酸痛，脉滑，舌质红，苔白。

辨证分析：脾肾两虚。

治则：补脾益肾。

处方：调营饮合肾气丸化裁。

其后至 2019 年 1 月初多次复诊，白细胞计数均在正常范围。

———————————— 一点小议 ————————————

医生在长期医疗实践中，有所心得，常形成一定的治法、处方，即所谓"经验方"，对"经验方"笔者有几点看法。

（1）经验方基本是在中医理论指导下，辨证论治形成的，不是"无源之水""无本之木"。

（2）经验方的形成有一个不断补充修正的过程，了解这个过程更重要。

（3）经验方必须"经"历过，"验"证过，不是"空想"。

（4）经验方在一定情况下，是可以依经验而用的。例：2013 年 6 月上旬（具体日期记不清楚，只记得是儿童节后），下午4点左右遇医院职工，其母86岁，云"感冒"十几日发热不退（体温38℃左右），用抗生素无效，询问中医是否有办法。笔者答曰："有办法，试试看。"（常遇到这种情况，西医治疗不理想时则问中医"是否"有办法，笔者回答是干脆的："中医有办法，我如果没办法，不等于中医没办法。"）询问之，其母发热不恶寒，无汗，稍有咳嗽，大便数日未行，口不渴，查心电图示心动过速（显然为脉数）。因之予银翘法：金银花10g，连翘10g，竹叶10g，荆芥10g，牛蒡子10g，淡豆豉10g，生甘草10g，桔梗10g，芦根10g，杏仁10g，浙贝10g，薄荷4g（后下），苏叶3g（后下）（此二药用量比例是依情而定的）。按银翘方煎服法，每4小时服药1/2剂，夜间子时前后服1次。第二日上班，喜告曰：已服药2次，发热已退，问是否还服药。答曰：依法再服1日，如热不再起可停药。后追访，遵嘱服药，发热好转已1周，未再服药。

（5）经验方可谓是一个"框"，应用时既要遵循，也要据证有一定的"脱框"，以避免"思维惰性"。

第三篇

破难之为

中西医结合

中西医结合不仅是中国的优势，也应成为世界性的走向。

关于中西医结合，笔者谈几点体会。

（一）中西医结合要突出思维上的结合

如：笔者自拟方加味苇茎汤，即参考了西医治疗肺脓肿的三原则（足量有效抗生素、引流排痰、支持疗法）而加味，即在苇茎汤的基础上加鱼腥草、败酱草以解毒，生黄芪、天花粉益气阴以补虚。前者与足量有效抗生素的应用之意暗合，又避免了抗生素的耐药问题，且二药解毒的基础上兼有行瘀排脓之功；后者与支持疗法暗合，又优于单纯补液，生黄芪益气并可解毒排脓，天花粉益阴并可解毒。数药有机地融合了数法，证之临床，疗效明显提高。方中虽无西药，但它是中西医结合的产物，是一种"未见其形，实具其果"的结合。进一步扩展，又自拟了治支气管扩张及肺癌咳血的苇茎降草汤，临床上类似的情况是很多的。

再者，这种结合对西医同样有意义。就恶性肿瘤的治疗而言，近年来西医出现了一些新的提法，诸如个体化治疗、不过度治疗等，对西医来讲，这应该是思维上的一个进步；对中医来讲，这并不是什么新东西，也不是什么创见，因为类似的内容，中医早就有。中医的辨证论治不就是典型的个体化治疗吗？清代盛寅云："世间病之杀人者十三，而医药杀人者十七，皆由不知阴阳虚实之理也。如劳瘵未必遽死也，欲退其蒸，频用寒凉，则脾泄而不可救矣。噎膈未必遽死也，欲开其欲，频进香燥，则三阳结而津液竭矣。水肿未必遽死也，欲利其水，频用淡渗，则阴亡而成阳水矣。如此之类，未易枚举，操司命之权者，岂可不知中病即止之理？"不就是典型的不过度治疗吗？而且，中医的内容更有深意，个体化治疗，怎么治疗？如果是针对不同个体，施用不同的化疗或放疗方案，显然不如辨证论治涵盖面广。不过度治疗，那又怎么治疗呢？过度治疗问题其实一开始治疗就可能存在，中医所论"大积大聚，其可犯也"，首先是积聚要"大"（即重），其次是"可犯"（"犯"字系指可攻伐者），有可犯者，就有不可犯者，不可犯而犯之，亦是一种过度治疗。"衰其大半而止"，该止不止更是过度治疗，止后又该怎么办呢？诸如此类，细细推敲，恐怕从中医中更能找到合适答案，如果将个体化治疗、过度治疗等融合中医的思维，对西医来讲，也是一种"未见其形，实具其果"的结合。

（二）中西医结合的重点应是临床

中西医结合重点是临床，亦应注意根据新的临床问题，更新认知。如：一些鼻咽癌、腮腺癌放射治疗后，由于腺体的破坏，常有明显的口干渴，需频频饮水。依中医理论应当养阴，但因口腔缺乏腺体分泌液的滋润、清洁，又常表现舌苔厚腻，按中医理论又当化湿清利，此时就不能固守阴伤不能清利、痰湿不能育阴之常法，而应育阴与清利并用。反过来，又应对一些中医理论进行新的思考。比如：按中医理论，舌苔乃邪气熏蒸或胃气升发所产生，舌苔厚腻常系痰湿（或夹脾虚失运）所致，但上述所言舌苔的生成则不单是脾胃问题造成的；而痰湿所致的口渴按中医理论当渴而不欲饮，但上症放疗后的口渴，虽舌苔厚腻却是频频饮水；再如阴伤当育阴，放疗所致的阴伤当育何脏腑之阴呢？诸如此类，都涉及中医理论的再思考。

笔者临床对此类患者的治法是：养阴当肺、脾、肾之阴共养，用葛根（可重用）、沙参、麦冬（或石斛）、玄参（或生地黄），并用佩兰、芦根（或白茅根）、薏苡仁、滑石等芳化清利。养阴侧重甘寒，清利侧重甘淡，适当佐以芳化。应该说，此时用药既遵循了中医理论，又不拘于中医理论，证之临床，如此治疗，只要假以时日，是能够取得理想疗效的，而西医对此是无良药可用的。因此，中医、西医的地位不是被动的、消极的，也不是由某种医学改造另一种医学或使某种医学的语言符合另一种医学的语言，思维上的结合要"善思"，要注意认知的不断更新等。

（三）以恶性肿瘤的临床治验为例谈几点想法

1. 中西医结合的内涵

中西医结合不是各 50%，应当根据具体情况各有侧重；还要提倡"竞争"，"争而斗艳"（不是互相贬低），在竞争中达到高层次的结合。

2. 中西医结合点的引申

临床捕捉到的结合点要引申，以余对《千金》苇茎汤的引申为例。

（1）加味苇茎汤

《金匮要略》附有《千金》苇茎汤：治咳有微热，烦满，胸中甲错，是为肺痈。苇茎二升，薏苡仁半升，桃仁五十枚，瓜瓣半升。上四味，以水一斗，先煮苇茎得五升，去滓，内诸药，煮取二升，服一升，再服，当吐如脓。笔者体会该方"排脓力专"，但解毒扶正之力稍逊。

参考肺脓肿西医治则——足量有效抗生素、引流排痰、支持疗法，在苇茎汤方中加鱼腥草、败酱草以解毒，生黄芪、天花粉益气阴以补虚，以芦根代苇茎组成加味苇茎汤，提高了肺脓肿疗效，并进行了引申应用。

加味苇茎汤的主要药物：芦根、桃仁、薏苡仁、冬瓜仁、生黄芪、天花粉、鱼腥草、败酱草。

加味苇茎汤治验及引申应用如下。

案1：肺脓肿

底某，女，25岁，已婚，农民。

【初诊】1977年12月16日。

主诉：发热、咳嗽、胸痛1个月余，吐脓性臭味痰半月。

现病史：患者1个月余前突发恶寒发热，咳嗽胸痛，多汗，经抗生素治疗（青霉素、链霉素等）病情无好转，胸部X线检查示：两下肺炎症合并左胸腔积液，肺脓肿。

诊查：患者呈慢性消耗病容，面色苍白，发热微恶寒，有汗而热不减（体温38.7℃），咳吐脓痰，胸痛纳差，气短便干，口干渴而苦，左背部第五至第七肋间稍膨隆（左中、下肺叩实，呼吸音减低），脉细，舌淡红，少苔，右半舌布薄黄苔。

辨证：痰浊热毒蕴肺，气损津伤。

治则：涤痰浊而清肺，益气阴而补肺。

处方：芦根15g，桃仁10g，冬瓜子10g，生薏苡仁15g，天花粉12g，沙参15g，生黄芪15g，金银花12g，鱼腥草15g，败酱草12g。

水煎服，每日1剂，分2次服。

【二诊】1978年1月2日。

守上方治疗半月余（治疗期间停用抗生素等西药），诸症渐好转，现自觉无明显不适，脉缓，舌正红，苔白。（治疗期间，1977年12月25日复查胸部X线示肺部炎症处吸收期，未见胸腔积液影像。）遂痊愈出院，随访月余情况良好。

［总结］本例患者病情非轻，初感外邪肺气失宣，失治而邪入蕴热于肺，邪热内蕴，灼液成痰而多痰腥臭，病延月余已耗气伤阴，故面色苍白，气短，口干渴而便干。此时清肺排痰当为要务，而补益肺之气阴亦不容缓。故方以苇茎汤清肺热而行瘀排痰，更加金银花、鱼腥草、败酱草加强清热解毒、祛痰排脓之功效，再以生黄芪、天花粉、沙参既益肺之气阴，又增解毒排脓之力，组方并无奇妙，奇在服药半月余而收功，实乃抗生素所不及者。

案2：胸部手术后高热昏迷

某女性患者，因长期烧心而接受胸外科手术治疗，术后即出现发热、咳痰，继之昏迷而行气管切开抢救，数日治疗未见起色，经治医生亦颇感焦虑而请笔者会诊。

证候：发热，昏迷，痰声辘辘，脉滑数，舌红，苔黄。

辨证：痰热阻肺，痰迷心窍。

处方：加味苇茎汤。

服药 3 剂，发热、神志昏迷大减，用药 1 周，热退神清而得以拔掉气管插管，西医同道甚赞之。而该例的治疗，又使中医"痰迷心窍"可致神昏及"清热祛痰、开窍醒神"治法的应用得到了验证，深思之也会得到一些新的启发。

案 3：外伤骨折后肺部感染伴昏迷、肾功能衰竭

王某，女，65 岁，因车祸多处骨折（包括股骨颈）住河北省某医院治疗。治疗中出现发热，用抗生素数日发热不退，出现霉菌感染，呼吸困难，继之神志不清，并出现肾功能不全而进行抢救（亦做了气管切开术），因病情危重，家属要求请笔者会诊。诊脉细数，察舌隐见薄黄苔，接诊时笔者多有踌躇：一者患者为多发骨折，笔者对骨伤科无经验；二者高热昏迷出现霉菌感染，非一般之细菌病毒感染；三者做了气管切开，无痰声辘辘，是否有痰阻，不好判别；四者并见肾功能衰竭，如何施治？值得深思。斟酌考虑后，笔者以为，目前高热是重点，病位在肺，病机为蕴热伤肺，热蒙神昏，虽无痰声辘辘，亦有痰气之阻滞，脉、舌表现已有伤气损津之象，当务之急应重在治肺，对于肾衰，因肺为水之上源，肺肾金水相生，治肺亦利于肾。而所现证候与加味苇茎汤所治相合，故据证以加味苇茎汤治之，一周而病入坦途，热退神清（中药治疗中也已停用抗生素），得以顺利处理骨伤而痊愈出院。该例之治，也显示重点治肺亦利于治肾，此正中医"金水相生"整体调整之优点。

案 4：非霍奇金淋巴瘤化疗后高热月余，呼吸衰竭，心、肾功能衰竭

东某，女，62 岁，河北省某机关干部。

患者因非霍奇金淋巴瘤Ⅳ期住院化疗。2008 年 3 月 4 日诊，家属代述：患者第 8 疗程化疗后即出现高热（体温达 39℃以上）伴白细胞计数降低，月余来西药治疗高热不退而出现呼吸衰竭，心、肾功能衰竭，呼吸困难，咳嗽，痰吐不爽，现仍在河北省某医院住院抢救，已上呼吸机维持，并下病危通知，家属惶惶然，询之中药尚有无治法。

证候分析：患者发热不恶寒，咳嗽，痰吐不爽，呼吸困难，乃邪热内蕴，痰瘀阻滞，肺失宣降，治当清肺化痰行瘀，以加味苇茎汤化裁治之。

处方：芦根 10g，桃仁 10g，薏苡仁 15g，赤芍 10g，浙贝 10g，桔梗 10g，紫菀 10g，百部 10g，生甘草 10g，鱼腥草 10g，败酱草 10g，生黄芪 10g，知母

10g，天花粉 10g。水煎服。

3月 10 日家属喜告曰：服药 3 日（其间已停用抗生素）体温渐降至接近正常，服药 6 日热退，咳嗽、痰吐不爽、呼吸困难诸症大减。治肺亦利心，肾功能复常（热退神清，生黄芪兼益心气，肺肾相关，金水相生使然），家属连连称赞曰"真中药之奇迹"，西医经治医生亦觉"不可思议"（开始用中药治疗时尚有顾虑，以为难以取效，但因治疗束手不得为之）。遂以前方加茵陈 10g、柴胡 10g、茯苓 30g 以调理肝脾，继服 6 日，其间体温正常，已撤掉呼吸机，于 3 月 18 日出院。

患者经此次治疗后，深信中医之疗效，其后则不再化疗而以中医辨证论治治之，至 2009 年 4 月初诸证若失而停药。多次复查相关检查指标均正常，2014 年追访，患病后已 7 年，情况良好，病无复发。

[**浅论**] 世俗偏见，中医不能治急症，中医内部也有某些视急症如蛇蝎、惶然不知所措的情况，遇到急症，不善于坚持中医理论指导、坚持辨证论治，而是步西医治疗之后尘，难以发挥中医特色，同时也不利于中医急症医学的发展。其实，中医不仅能治急症，而且有自己的优势。浏览历代医案，其中有不少成功抢救急症的验案，值得发掘、整理，探其精微，识其奥妙，赋以新知，广其应用。毋庸讳言，中医治疗急症也确实存在一些不足，需要结合现今医学知识开拓思路，做到中西医有机结合。但要"结合"，不要"凑合"，不能中西药物堆砌，看不出章法，即使取得疗效也不利于总结、研究、发展。

该例患者虽然为恶性肿瘤，但此时证候的病机为痰阻热蕴、肺失宣降，故以上方治之而取效。可见中医临床既要坚持中医理论指导，发掘历代医家之经验，又要思维活跃，灵活变通，继之以发挥、提高，若能以"发皇古义以演新知"为己任，则其乐无穷矣！有一种说法："中医为经验医学"，此言值得推敲。中医是实践性极强的医学，但不是"经验主义"医学，它有着历经锤炼，不断完善的理论，其经验亦是在理论指导下形成的，而不是盲目的经验。该病例所拟治则、处方，可以说是临床经验的总结，但它是在中医理论指导下成形，又在中医理论指导下不断完善的。一个经验的价值，不仅在于它解决了什么问题，更在于它为解决其他什么问题提供了参考。本病例的治则、处方，抓住病机，用于某些肺癌术后之发热，或某些病毒性肺炎、支原体肺炎治疗后较长时间的低热、咳嗽、胸部X 线不能复常，亦有较满意的疗效。

（2）苇茎降草汤（加味苇茎汤加降香、茜草）

活用缪仲醇"治吐血三要法"——宜行血不宜止血，宜降气不宜降火，宜补肝不宜伐肝，组方苇茎降草汤（加味苇茎汤加降香、茜草），治疗支气管扩张咯血，扩展应用于肺癌咳血，后又引申应用于肺栓塞。

案 1：胃癌术后支气管扩张咯血

曹某，男，57 岁，已婚，河北省石家庄市某单位职工。

【初诊】1976 年 2 月 17 日。

主诉：咳血 1 周。

现病史：患者 1 周前无明显诱因出现咳血而住院。入院检查：体温 36.2℃，血压 110/80mmHg，脉搏 64 次 / 分。血常规：白细胞总数 7.6×10^9/L，血红蛋白 82g/L。大便潜血（－）。肝功能检查：结果正常。胸部 X 线检查：右下肺野及左、中、下肺纹理增多，左下心缘处可见片状密度增高阴影，边缘不清。报告：两下肺支气管炎、支气管扩张。痰细胞学检查：（3 次）未找到癌细胞。入院后用西药（抗生素及止血药）效果不佳而转中医治疗。

既往史：18 年前因"胃癌"做胃次全切除术，术后情况尚好。

证候：体瘦，咳血色鲜偶有暗黑血，身瘦形疲，口干嗜饮，便干，无发冷、发热、胸疼、咽疼等情况，脉滑，舌暗红，苔薄白微黄。

辨证分析：阴虚气弱之质，虽咳血但外无表证，内无肺热动血之象。

治则：降气和血止咳，佐以润肺。

处方：降香 10g，茜草 6g，川贝 10g，枇杷叶 10g，沙参 10g，紫菀 10g，白术 6g，三七 3g（冲服）。

3 剂后咳血减少，仍形疲乏力。原方去白术，加黄芪 10g。

依上方治疗（间断加过芦根、橘红、麦芽等），咳血渐止，食欲渐增，体质渐强。1976 年 3 月 18 日，复查胸部 X 线：心、肺、膈未见明显异常。1976 年 3 月 24 日出院，出院后一般情况良好。随访年余，咳血未作。

案 2：肺癌咳血

李某，男，56 岁，已婚，河北省石家庄市某单位干部。

【初诊】1995 年 11 月 24 日。

患者间断咳血 2 个月余，因肺癌而行放射治疗中，放疗前即间断咳血，放疗后咳嗽频作，痰吐不爽，咳血时作，胸痛乏力，口干纳差，神疲气短，时有午后低热，脉细，舌淡红，苔薄白。

辨证分析：痰瘀阻滞，气逆络伤。

治则：化痰行滞，降逆宁络。

处方：茜草、降香、紫草、桃仁各 10g，生薏仁 15g，知母、浙贝、芦根、紫菀各 10g，山药 15g，地骨皮 10g。水煎服，每日 1 剂，分 2 次早晚服。

服药 2 剂，咳血次数已减少。5 剂后咳血已止，除午后低热、气短乏力外，余症均明显减轻，脉细，舌正红，苔白。由"治吐血三要法"之理，化裁治疗肺癌咳血，可见学习古人经验贵在举一反三，而在中医理论指导下活跃的思维（所谓"悟性"）乃是举一反三之关键。

案3：肺栓塞

张某，男，76岁，河北省某医院医生。

【初诊】2021年6月16日。

患者确诊肺栓塞，痰中长期带血（时有大口咳血），纳差气短，舌红，舌根部苔黑润，长期用肝素治疗，效不佳。予苇茎降草汤加麦门冬汤，服药1周咳血减轻，用中药时肝素减1/2量，继服1周，停肝素，咳血止，停止吸氧，出院。至9月中旬，咳血未作，至2023年5月底，仍未咳血。

3. 中医的优势

中医、西医都要清醒地认识各自的优势与不足，各取其长，以补其短（注意要有实实在在的取长补短），就目前临床来看，中医在哪些方面具有优点或优势呢？

（1）对手术及放化疗不良反应及副作用的治疗。举例如下。

①食管、贲门癌术后厌食、腹泻的治疗：术后厌食基本病机为胃阴不足，胃失和降，病位在阳明；腹泻基本病机为脾虚湿困，病位在太阴。依"阳明燥土得阴自安""太阴湿土得阳始运"，拟戊己饮Ⅰ号方（主要药物：麦冬、南沙参、清半夏、生山药、鸡内金、紫丹参、生甘草），用于术后厌食；戊己饮Ⅱ号方（主要药物：茯苓、薏苡仁、山药、藿香、车前子、扁豆、厚朴、清半夏、生甘草），用于术后腹泻。

②化疗所致呕吐的治疗：以"和胃降逆，微苦微辛，以轻取之，药具和平"为治则，组方止吐汤（主要药物：清半夏、竹茹、芦根、茯苓、紫苏叶、川黄连，方取仲景小半夏加茯苓汤及薛雪连苏饮之意）。

③化疗骨髓抑制的治疗：以脾肾双调，气血兼顾，"补""运"相宜为治则，拟方调营饮（主要药物：地黄、山萸肉、山药、鸡内金、何首乌、生黄芪、当归、丹参、黄精、鸡血藤）。

以上均应用于较多病例，疗效满意，并做了相关的实验研究，显示了其科学性。

④有些拟方又形成了系列性延伸，如：参考《内经》《金匮要略》、王旭高治肝法、《医醇賸义》、李冠仙治肝十法、《谦斋医学讲稿》等拟方甲乙煎（主要药物：茵陈、茯苓、薏苡仁、佩兰、泽泻、郁金、柴胡、连翘、生甘草），治疗化疗肝损伤，以调理脾胃为主线，疏肝和胃，调理气机，佐以解毒，药取轻灵性平味淡，避温燥，远壅补，并进行了相关实验，进一步应用于乙型肝炎的治疗，且妊

娠可选择性应用，结合实验研究，进而用于肝硬化、肝癌的治疗。举例言之。

肝癌伴腹水案

许某，女，71 岁，河北省某县农民。

【初诊】2002 年 2 月 21 日。

患者先后在多家医院确诊肝癌伴腹水，以甲乙煎为基础方进行纯中药治疗，带瘤生存十余年。2012 年（81 岁高龄）农历正月十五家中团聚，患者情绪激动猝死（肿瘤患者不宜只着眼在肿瘤上，更应注意其他疾病之隐患）。

（2）一些拟方活用，依理捕捉苗头扩展应用，在恶性肿瘤治疗中也有用武之地。如自拟方荆防汤（主要药物：荆芥、防风、蝉蜕、苦参、白鲜皮、生地黄、赤芍），初用于湿疹、荨麻疹等，后用于治疗血小板减少性紫癜，进而拓展应用于免疫性血小板减少症及恶性肿瘤用靶向、免疫药物后并发之免疫性皮肤病。

案 1：免疫性血细胞减少

亓某，女，50 岁，安徽省临泉县农民。

患者间断出现皮肤出血点近 5 年，经骨穿诊断为免疫性全血细胞减少症，经西药治疗，并行脾切除术，病情仍时轻时重。2013 年 7 月 23 日初诊，血常规：白细胞总数 2.6×10^9/L，血红蛋白 103g/L，血小板 3×10^9/L。服药后，2013 年 9 月 11 日复查血常规：白细胞总数 4.16×10^9/L，红细胞 4.57 × 10^9/L，血小板 74×10^9/L。继服药月余，白细胞总数、红细胞计数正常，血小板 102×10^9/L。2013 年 12 月 2 日复查血常规正常，其后多次检查指标都正常。巩固治疗至 2015 年 1 月 13 日诊，病未复发（已停用激素 3 个月）。

案 2：小细胞肺癌淋巴结转移继发免疫性皮肤病

吴某，男，58 岁，河北省廊坊市某镇农民（详见前文《恶性肿瘤治验》）。

案 3：肺癌免疫治疗继发免疫性皮肤病

刘某，男，51 岁，河北省廊坊市某镇农民。

患者因肺癌行免疫性治疗而出现皮肤疾患，手足皮肤潮红（彩插 5），瘙痒难忍，脉细，舌红，苔白。2023 年 2 月 13 日予处方：荆芥 10g，防风 10g，蝉蜕 10g，苦参 10g，白鲜皮 10g，生地黄 20g，赤芍 10g。水煎服，每日 1 剂，分 2 次服。治疗月余，病情减轻。至 2023 年 5 月 19 日复诊，皮肤疾患好转（彩插 6），后未复发。

［思考］以上两例免疫性皮肤病案的发病原因可谓一新的课题，在古人无此实践，如何治疗呢？大概会有两种思路：一为从西医诊断的免疫性皮肤病上，探讨如何用中药去调节免疫；二为在中医理论指导下辨证论治。实践证明第二种思路

是适宜的，但治疗获效后又可为免疫调节提供一些思考。

前后治验综合考虑，亦证实辨证论治的重要性。还有一点思考，中医临床有些病的病机为"本虚标实"，这里的"本"与"标"常常是一个病的病机分析，而上述两例免疫性皮肤病，从"标""本"看，是两个病的表现，肺癌造成的证候是"本虚"，而用免疫性治疗造成的免疫性皮肤病表现出"标实"，这又为认识"标""本"提供了一个新的思考点。

（3）对不宜或不能手术及晚期恶性肿瘤者，以中医治疗提高生存质量、延长生存期，有的竟可达较长期生存。

（4）疾病的预防养生及病后康复，中医有较丰富的内容。

恶性肿瘤的预防和其他疾病的预防一样，概言之为未病先防，既病防变，病后防复（防复发）。中医学十分重视疾病的预防，《内经》明确提出"不治已病治未病"，实质含养生问题。中医的养生学内容丰富多彩，而具有特色，仅分析《内经》有关论述即可见之。

①养生要知"道"：知"修养之道"（王冰注），"道，大道也，天地万物之所同具也"（马莳注），从临床看，恶性肿瘤患者多数为患病后才想到养生，总嫌晚了一些，应注意"生后即养生"。

②养生要知"法"：即"法于阴阳，和于术数"，效法自然变化的规律，对恶性肿瘤患者效法自然变化的规律去养生十分重要。

③养生要有"节"有"常"：即饮食有节，起居有常。以食欲有节而言，要"谨和五味"，"食疗为先"，《千金翼方》云："夫为医者，当需先洞晓病源，知其何犯，以食治之，食疗不愈，然后命药。"老年更要以调理脾胃为要，孙思邈云："知饥而食，未饱即止。"葛洪云："若要长生，腹中长清，若要不死，肠中无屎。"前人尚提倡食粥以养。

④养生不妄作劳，不过"劳"，又不能过"逸"，安神养精使形与神俱。从临床来看，恶性肿瘤患者大多注意"逸"，应适当动起来，华佗云："动摇则谷气消，血脉通，病不能生。"动起来也要适当，"静中寓动"，"动中寓静"，顺其自然。

⑤养生要保精。

⑥养生要达"精神内守"，而"恬惔虚无"是"精神内守"的重要因素。如《黄帝内经》所云："是以志闲而少欲，心安而不惧，形劳而不倦。气从以顺，各从其欲，皆得所愿。故美其食，任其服，乐其俗，高下不相慕。"实际上含有养神和自身修养。

⑦养生要避其"毒气"，"毒气"可扩展理解为一切不利于身体的因素，对恶性肿瘤而言，更应注意环境因素、生活习惯、情绪等对疾病的影响。

⑧注意禀赋：中医养生也注意先天因素。《灵枢·天年》指出"此天之生命，

所以立形定气而视寿夭"，张景岳亦指出"子禀父母之气"，注意此可悟"出生后即要养生"。

⑨注意中医特色养生观：A. 精、气、神三位一体；B. 与自然和谐；C. 融合中华文化，《中庸》曰："大德必得其寿"；D. 自己把握自己，孙思邈云："寿夭休言命，修行本在人，时时遵此理，平地可朝真。"恶性肿瘤患者明自然之理，应做到"忘年"（忘掉年龄）、"忘病"（忘掉疾病）、"忘逆"（忘掉不顺心之事），知足常乐。

⑩中医文献中有不少养生之论，可择各家所言之善而从之。如：A. 灸三里穴，俗云"要得身体安，三里常不干"；B. 白芥子涂法，可酌用于肺癌患者；C. 咽津，《医学心悟》云此乃华池之水；D. 作为食养，可选甘麦大枣汤、薏米粥、山药粥、鸡内金粥等；E. 提肛等亦可用之。

（5）既病防变及病后防复（防劳复、食复等）：上述养生可结合定期的体格检查，见微知著，又能拓宽中医养生之视野，恶性肿瘤疾病后防复与既病防变一样，有许多问题尚需研究探讨，余以为，至少应注意以下几点。

①其基本可参考未病先防的内容。

②属于余邪未净者，当随证治之。

③特别注意脾胃功能（不要追求所谓补益而致食滞）。

④应注意"轻剂"的运用。

⑤疾病中一些治疗法则仍可择要选用。

⑥若无明显症状应注意望诊、舌脉表现以准确调理。

⑦参考有关西医检查拓宽思路。

⑧调神、调食、调补（注意勿滥补）有重要意义。

（6）善于"自砭"（见后文《破难六字箴》）。

（四）临床疗效是检验中西医结合成功的标准

中医、西医的团结合作是中西医结合的支柱，具有说服力的是临床疗效。举例言之。

笔者所在单位几乎所有科室都有经治的职工患者，有些是疑难重症，以临床疗效取得赞誉。摘例言之。

案1：流产

内科护士长儿媳靳某，26 岁。1981 年 10 月 25 日，妊娠 50 天，阴道大出血 1 天，曾多次流产，予自拟方固胎饮：菟丝子 30g，桑寄生 30g，杜仲 15g。日进 1 剂，嘱户内活动，1 剂出血减少，2 剂血止，足月生一男婴（后考入东北某大学学习）。保健处：宋某，因习惯性流产而保胎，后生一男婴已上初中，称笔者为救命恩人。

附：自拟方之固胎饮

【组成】菟丝子、桑寄生、杜仲。

【临床应用】习惯性流产，近年来试用于"胎停育"（掌握早用，达未雨绸缪）。

【用法】

（1）药味少而量重，菟丝子、桑寄生均至少30g。

（2）怀孕后如无其他脏腑病证，脉平，脉滑或心肾脉滑利之力小（即：脉较《素问·阴阳别论篇》所云"阴搏阳别，谓之有子"之"阴搏"不明显），未见红时，可每日服1剂，每周服6剂，服药超过上次流产之月数，若见红则每日至少服2剂，4小时服1次，出血止后可减为每日1剂，每周服6剂。

（3）强调适当活动。

【体会】

（1）流产后的调理还是以调元气为本，调血分为旨，调肝为中心之三调为佳。

（2）强调适当活动，对习惯性流产，医界不少同志注意"静"，强调孕妇休息，若"见红"则主张绝对卧床，孕妇及家属也把休息作为保胎的关键，似乎活动则动胎，因而恪守一个"静"字，思维上存在问题。其实，固胎之要不在"静"而在"动"，何以言之？人之气血贵在流通，气血怫郁，百病生焉，适当地活动可使气血流通而利于固胎，若过于休息或卧床，"久卧伤气"使气血壅滞，胎何以固？此其一。脾胃为气血生化之源泉，脾胃健，气血充，胎得养，始易固。适当地活动可促进食欲，利于脾胃之受纳与运化，若过于休息或卧床，则影响食欲，不利于气血之滋生，此其二。欲使胎固，调神十分重要，神宁则胎安。适当地活动可使神畅，若过于休息或卧床，常使孕妇体安而神不宁，躺在床上，时时担心流产，精神常处于紧张状态，"恐则气下"，不利于固胎，此其三。谚云：山野村妇坠胎者少，其理安在？即在于农妇有较多的活动，体动而神安，气血畅而脾胃健，则胎健而固。当今由于生活条件的改善，不少妇女怀孕之后常注重膏粱厚味和休息，所谓保养身体，其实，恰恰保养失当。"动"和"静"是辩证的统一体，医者治病必须分析"人事"，不注意此，就不能确定十分正确的治疗原则。笔者对习惯性流产患者，强调适当地活动，反对过多卧床。

（3）参考张锡纯治流产之论，笔者认为，胎之固，根基在肾，故以菟丝子、桑寄生、杜仲组方（去寿胎丸阿胶之滋，且该药口味欠爽，以杜仲易川续断或二药并用）。参考《本草求真》之论，杜仲用量较菟丝子、桑寄生宜少。

（4）临床应用多例，其效尚佳。

（5）王清任有少腹逐瘀汤治小产，笔者缺乏用此方安胎之经验，但其所言子宫内"先有瘀血占其地"倒值得回味，此笔者据证用少腹逐瘀汤治不孕症的一个思考点。

案2：功能性子宫出血

妇科某主任，56岁。1992年五一节：患者功能性子宫出血，用西药半月血不止，伴失血性贫血，输血一次，原拟手术，予"不补补之"之方（魏玉璜）：熟地60g（其中30g炒炭），白芍30g，炒枣仁30g，枸杞子30g，川连3g。1剂血少，2剂出血几无，3剂血止，避免了手术，其后病未复发。

附："不补补之"之方

（1）方剂组成：熟地二两（以一两炒炭）、甘杞一两、白芍五钱、枣仁五钱、酒炒黄连三分。

此方在《续名医类案》中魏玉璜用法：白芍、枣仁均炒，酒连三分。

《近代中医流派经验选集》之"妇科陈筱宝学术理论及临诊医案简介"中白芍、枣仁不炒，黄连酒炒。陈氏用于"老年月经再行之症，若检验结果非肿瘤患者，治之多获良效"。

（2）魏玉璜及陈筱宝均言"不补补之"之法，笔者长期应用，习称"不补补之"之方。

（3）何以言"不补补之"之法呢？分析为魏玉璜医案所云"非补何以能瘳"，这就是"补之"之意。但又言"第余之补异乎人之补"，这就是"不补"之意。其"不补"在于"不宜补气""不宜补血"，又"不宜气血兼补"，那么其"补""异乎人之补"之处在哪里呢？笔者以为，简而言之，突出点即在于补益肝肾，出血原因虽多，概言之在于精血之失"藏"，肾藏精，肝藏血，精血相互化生，肝肾同源。肝肾生理的一个重要作用是对精血之"藏"，填肝肾以充其"体"，则利于其"藏"，此亦即"不补补之"之妙处。方中熟地、枸杞子补肝肾、益精血，且枸杞得熟地其效益彰；枣仁、白芍则偏于养肝。

陈筱宝先生又言该方之用："妇人经水已断多年，垂老而再行，淋漓如壮年者，仿魏玉璜不补补之之法，其方是：熟地二两（以一两炒炭），甘杞一两，白芍五钱，枣仁五钱，酒炒黄连三分，治有疗效。今用于老年月经再行之症，若检验结果非肿瘤患者，治之多获良效。"笔者感到：其一，该法不落俗；其二，组方用药有特点：大量用熟地，微量用黄连，自有超常之处。（按：魏玉璜及陈筱宝先生均言"不补补之"之"法"，笔者长期应用，习称"不补补之"之"方"，又因初识于陈筱宝先生之经验，陈氏后人介绍时称"仿魏玉璜不补补之"之法，又定其用为"妇人经水已断多年，垂老而再行"，且结合现代病名，提"非肿瘤患者，治之多获良效"，可以说对魏玉璜之法一定程度上有所展开，故笔者应用时又习称"陈筱宝先生治漏方"。）

有云：此法在于调补奇经、冲任，此言不无道理。但：补益肝肾就可益冲任；魏玉璜的学术特点中有一点，即认为"肝为万病之贼"。他在《柳州医话》中曾言"余临证数十年，乃始获之"，"实千虑之一得也"，可以说"不补补之"之法也体现了此点。

（4）该方尚有两个妙处：其一为补、涩兼施，突出表现在重用熟地且一半炒炭用，使熟地"填骨髓补精血"与熟地炭的固涩止血配合。白芍、枣仁并具敛肝之能，枣仁与地黄并用敛血而营真阴。其二为补中佐清，突出表现在轻用黄连以退伏热，其他如枣仁、白芍也并具"清"之性。

（5）笔者应用该方时，白芍、黄连均不炒。

（6）原方治疗妇人年垂老而再行，其证且似以"漏证"为主，鉴于该方之妙，笔者临床用之，对未断经之妇女，以及表现为"崩"者疗效同样显著，但以年龄在经断前后者疗效更佳，对部分青春期功能性子宫出血亦有一定效果。

陈筱宝先生后人曾言，使用该方"若非肿瘤，多获良效"（但未能言良性或恶性肿瘤）。从临床应用看，亦不尽然，曾治一例49岁患者，诊为"子宫肌瘤"，因拒绝手术而服用中药治疗，每至经血多时即服该方，一般6剂左右经血即止，止后即停药。间断服该方至51岁断经，多年来情况良好。因此，该方对部分子宫肌瘤表现经血过多的患者的治疗作用，亦应进一步观察研究。

笔者应用该方时，若经色深有块，则据证参考《内经》之四乌贼骨一芦茹丸方，加入乌贼骨、茜草治疗崩漏常觉得心应手。

（7）实验研究发现：本方明显提高功能失调性子宫出血患者体内雌、孕激素水平，提示其在雌激素不足或撤退所引起的功能失调性子宫出血的治疗中具有优势；其对孕激素水平的提高优于对雌激素水平的提高程度，表明该方有可能对卵巢的正常排卵有一定促进作用；实验同时表明，该方对雌激素信号通路上的孕激素受体的表达也有一定的提高作用，表明其作用途径不仅在于调节下丘脑－垂体－卵巢轴的作用，同时，提高了孕激素受体的浓度，改善了子宫内膜的分泌状态。实验证明，不同剂量的中药对大鼠的雌激素和孕激素水平的提高作用具有明显的量效关系。

笔者据证依此方化裁治疗多例功能性子宫出血，其效可嘉。

案3：乳癌（浸润性导管癌Ⅱ级）

耳鼻喉科张某之姐，42岁。乳癌（浸润性导管癌Ⅱ级），2010年3月17日手术，术后 cerbB-2（+++），ki-67（+++），CA125 108.3U/ml，CA199 49.46U/ml。2010 年 11 月 10 日初诊，上肢肿胀，胃肠反应，3 度骨髓抑制，纯中医治疗后诸症好转，诸化验正常，治疗用方先后为：逍遥散→调营饮（经验方：熟地、山萸肉、山药、鸡内金、何首乌、黄精、生黄芪、当归、丹参，鸡血藤）→身痛逐瘀汤，追访 5 年未复发，10 年情况良好。

案 4：不明原因肩臂疼痛

行政科室乔某，女，74 岁。患者不明原因肩臂剧痛，左肩臂痛 1 个多月，卧则不痛，起则痛剧，多法治疗无效。2012 年 6 月 4 日诊，从调肝、调气、化痰散结施治，处方：二陈汤、指迷茯苓丸 [指迷茯苓丸治"臂痛难举"（《医门法律》）] 合四逆散化裁。陈皮 10g，茯苓 30g，清半夏 10g，生甘草 10g，枳壳 10g，柴胡 10g，薏苡仁 30g，白芍 10g，柏子仁 10g。服药后疼痛大减，2012 年 6 月 20 日复诊，痛已消 10 余日，停药追访 3 年，病未复发。

案 5：泌尿系巨大结石

医院后勤处工程师潘某，男，44 岁。1991 年 5 月 11 日初诊，B 超、CT 检查：左肾、输尿管结石，输尿管中上段结石 1 个，大小约 10mm×20mm，中段结石 1 个，大小约 10mm×10mm。曾碎石 1 次，输尿管上段结石未排出。处方取以"意"调之：六味地黄汤（意为增液行舟）加三金二石，"意为推舟行船"，加乌药、桃仁譬犹"清水道"以利"舟行"。处方：熟地 25g，山萸肉 10g，山药 30g，茯苓 15g，丹皮 10g，泽泻 10g，金钱草 15g，海金沙 10g，鸡内金 10g，滑石 10g，石韦 10g，乌药 10g，桃仁 10g。用药 2 年余结石排入膀胱，因结石较大，用"淘石篮"将结石夹碎取出，20 余年未见结石复发。

[总结] 本案施治中有两点值得思考：①治疗 4 个月余检查示结石下降 4cm，继服药 3 个月，结石又下降 3cm，可谓药物对输尿管有"动力"效应。②患者之所以坚持服药，自言服药后尿液由"浊"变"清"，可谓其有去"污"澄"清"作用。抓"点"思考，即会有"得"也。

案 6：儿童胆道蛔虫症

病案室职工之孙女，安某，9 岁。因阵发性腹剧痛 2 日，外科确诊胆道蛔虫症，伴低热（体温 37~38℃），约定手术。1972 年 6 月 15 日诊，仿乌梅丸意化裁：乌梅 10g，川椒 10g，白芍 12g，生甘草 10g，延胡索 10g，川楝子 10g。服药 1 日（频服 2.5 剂），痛止，3 日复常，追访至上初中时，病未复发。

案 7：不明原因腹痛

传达室万某，女，70 岁。黎明前剧烈腹痛 4 日，多项检查无明显异常，西医治疗无从入手。2013年10月10日诊，治以燮阴阳、和枢机、温脾肾，予小建中汤合二神丸加柴胡，处方：桂枝10g，白芍12g，炙甘草10g，柴胡10g，补骨脂10g，吴茱萸10g。1剂症状减轻，翌日疼痛未作，再服1剂观察，药后病愈，追访年余未复发。

案8：眼睑痉挛

手术室护士，李某，女，32岁。左眼睑痉挛4个月，诸法乏效。1976年2月5日诊，予选奇汤加味：羌活10g，防风10g，黄芩5g，甘草5g，川芎5g。1剂症状大减，再剂痉挛若失，3剂痉愈，10余年未复发。（其后眼科主任以此治疗睑痉挛，疗效满意。）

案9：阑尾周围脓肿，右下腹痛伴发热

郭某，男，43岁，收发室职工之弟。阑尾周围脓肿10余日，右下腹痛伴发热（体温38~38.5℃）。2001年3月1日诊，外科拟行手术，以四逆散、薏苡附子败酱散、大黄牡丹皮汤、金铃子散化裁，处方：柴胡10g，赤芍10g，枳实10g，生甘草10g，延胡索15g，川楝子10g，桃仁10g，薏苡仁30g，炮附子10g，丹皮10g，败酱草20g。水煎服，每日1剂，分2次服。服药6剂症状大减，12剂诸症好转，后复查腹部B超未见异常，随访多年病未复发。

案10：妊娠期突发耳聋，伴尿蛋白阳性

周某，女，24岁，药剂室职工。妊娠2个月突发耳聋2日，伴尿蛋白（＋）。2010年9月9日诊，治以滋生青阳汤（《医醇賸义》方，由生地黄、白芍、牡丹皮、石斛、麦冬、天麻、菊花、石决明、柴胡、桑叶、磁石、薄荷组成）化裁。服药10余日，症状减轻，尿蛋白（－）。继续服药1周，耳聋好转。足月生一女婴，母女健康，产后近2年追访耳聋未再发。

[分析] 滋生青阳汤本为治头目眩晕，肢节摇颤，如登云雾，如坐舟中，考该方正具清肝（桑叶、菊花、薄荷……）育阴（生地黄、石斛、麦冬……）、清热养血（丹皮、生地黄、白芍……）之功，故选用之化裁。

案11：不育症

某职工之子。患不育症，2019年8月中旬，操方询余（要求保密），方含人参、海马、鹿茸等，余否之，处方：菟丝子、枸杞子、蛇床子、覆盆子、金樱子各等量，车前子1/3量为末，每次服6~9g，临卧米汤送下。未及半年即生育。

案12：心肌炎危重症

王某，男，40岁，后勤职工。因病毒性心肌炎（后遗症）病态窦房结综合征，

胸痛憋闷，气短欲绝，心悸频作，心悸时心率可达 180 次 / 分，心悸缓解时心率在 38 次 / 分左右，但胸闷痛难忍，每于夜间 11 时症状加重，心率最低可达 30 次 / 分，1981 年至 1989 年先后 10 次住院后，拟安置永久性心脏起搏器。1989 年 3 月 9 日初诊，予薏苡附子散、小柴胡汤、黄芪建中汤化裁，处方：薏苡仁 40g，炮附子 10g，柴胡 10g，清半夏 15g，生黄芪 20g，知母 10g，桂枝 10g，生甘草 10g，茯苓 15g，降香 6g，赤芍 10g。水煎服，每日 1 剂，分 2 次服。（注：有畏半夏、附子合用者，笔者临床据证合用多例，无妨矣。）服药 4 剂，诸症大减，服药半月，诸症若失，追访 10 余年，病未复发。

单位多例职工子女发热，予自拟辛凉复辛温法治之，皆获佳效，有的职工存此方自用至下一代再下一代。多例职工乙肝，服余自拟方甲乙煎（茵陈、茯苓、薏仁、佩兰、泽泻、郁金、柴胡、连翘、甘草）而愈。

近几年又经治医院职工多例，亦有重症，如某主治医师之不孕症—胞漏—子肿—膜性肾病案，某离休干部外孙女之后纵隔囊肿术后持续发热案，某后勤职工之悬饮案、儿童持续高热案等（见本书前文）。

（五）中西医结合要防止"凑合"

当今临床，可以说医家几乎都在进行中西医结合，只是深度、广度有别，侧重点有别，形式有别。依余所见，在中西医结合上，似乎中医更加主动（如诊断和用药上），这不是坏事，但需注意：要显示中医的优点、特点，避免中西用药堆砌，不注意此，就可能形成中西医"凑合"。兹摘一案例言之。

肾病综合征案

高某，男，33 岁，陕西榆林定边县某村农民。

【初诊】2023 年 9 月 1 日。

主诉：间断双下肢水肿，伴尿蛋白阳性，偶尔心悸 3 年 4 个月。

现病史：患者以间断双下肢水肿，伴尿蛋白阳性 3 年 4 个月，于 2003 年 8 月 28 日入河北省石家庄市某医院，3 年多来查尿常规：蛋白（+++），潜血（−~±）。多次在当地医院住院治疗，病情反复。住院查：血压 110/70mmHg；腹部叩诊移动性浊音阳性，腰骶部轻度指凹性水肿，双下肢重度指凹性水肿；尿常规：蛋白（+++），潜血（±）；24 小时尿蛋白定量：6994.1mg；血生化：肌酐 81.1μmol/L，尿酸 443.3μmol/L；胸部正侧位片：两肺胸腔少量积液；心电图：心房纤颤。诊断：①肾病综合征；②高尿酸血症；③肝血管瘤；④胆囊息肉。

证候：下肢浮肿，腹胀，偶有心悸，脉滑，舌正红，苔白润。

辨证分析：水湿泛滥，肺、脾、肾、三焦行水失司。

治则：开鬼门，洁净府，去菀陈莝，平治于权衡。

处方：大青龙汤、防己茯苓汤化裁。

麻黄8g，桂枝10g，杏仁10g，生甘草10g，生石膏10g，汉防己8g，茯苓30g，冬瓜皮30g，陈皮10g，柏子仁10g。

[分析] 遵仲景溢饮用大青龙汤，皮水用防己茯苓汤之意。风水用防己黄芪汤，皮水用防己茯苓汤，皆用防己。诚如前医赵以德之言："防己疗风肿、水肿，通腠里。"汪切庵云"防己大辛苦寒，通行十二经，开窍行湿，性险而捷"，故减其量。因脉滑为痰热，故不用肾气丸和防己茯苓汤之黄芪，加陈皮配茯苓，健脾行水，冬瓜皮加强行水，少佐柏子仁养心。

西医按既往常规用药：醋酸泼尼松片，初始用量为每日20mg，每日早晨服1次，后减量，每10日减5mg，目前用量为每日10mg；环磷酰胺，每次0.2g，加0.9%氯化钠溶液静推，隔日1次。

服药后症状逐渐减轻，服药月余，水肿消失，腹部叩诊移动性浊音（－）。超声：肝内稍强回声结节，考虑血管瘤，胆囊多发息肉样改变，脾、胰、双肾未见明显异常。尿常规（－），24小时尿蛋白定量171.2mg，肌酐76.4μmol/L，尿酸277.2μmol/L。

出院后多次于当地医院检查，尿常规均阴性。10月17日再入院复查，10月19日查24小时尿蛋白定量50.0mg，尿常规（－）。

2023年10月23日再诊，诸症不著，脉滑，尺弱，舌正红，苔白。

原方麻黄改为6g，汉防己改为6g，减行水之力，因尺脉弱，故加生地黄20g、菟丝子10g益肾巩固治疗。

[总结]

（1）该例为中西医结合治疗，西医为既往常规用药，加用中药后较短时间病情明显好转（包括症状、有关检查），中药的治疗作用是较明显的。

（2）对于中西医结合，就此例而言，谈点体会。

①该病西医诊断为肾病综合征，病名是较明确的。相对而言，中医在病名的诊断上存在不足，有些疾病（如肺癌、胰腺癌）缺乏明确的命名（今人常概以癥瘕命之，是不准确的），有的缺乏唯一性（如噎膈并不单指食管癌，仅是包括食管癌而已，脏毒亦非单指肠癌等），有的又较泛泛而言（如恶疮等），有较明确命名的也不多（如乳岩等），因此在中西医结合过程中，应参考选择西医病名。

②但在中医辨证论治中，针对主要证候又应参考可能的中医病证来选择处方用药，如本例就涉及水气病：风水、皮水、正水、石水及痰饮、溢饮。参考西医病名开拓思维，但不能拘定在西医病名上去选择治疗。

③在辨证论治中，又当针对可能涉及的中医病证，善思活法施治，也不能拘死于有关文献的条条框框内。就本例而言，《金匮要略》云："饮水流行归于四肢，当汗出而不汗出，身体疼重，谓之溢饮。"（该病例之水肿可谓有此）"病溢饮者，当发其汗，大青龙汤主之，小青龙汤亦主之。"又文："夫短气有微饮，当从小便去之，苓桂术甘汤主之，肾气丸亦主之。"分析条文，无非是治当"发汗""利小便"两法，亦正《金匮要略》所言："诸有水者，腰以下肿当利小便，腰以上肿，当发汗乃愈。"那腰上下皆肿呢？当然可两法兼用之，亦如《素问·汤液醪醴论》所言"平治于权衡，去菀陈莝……开鬼门，洁净府"，至于选何方，则在于医者之善思了。

④中药的多向调节较西药的单打一，有一定的优点，要善思，对方解也不要拘泥常论。比如大青龙汤方含麻杏甘石清肺，含甘草麻黄汤治里水，含桂枝甘草汤助心阳。仲景有云："叉手自冒心，心下悸，欲得按者，桂枝甘草汤主之。"该患者心电图有房颤，症状有心悸，乃心阳不振，桂枝甘草汤用之亦可助心阳。即使单味药作用，也不单打一，麻黄就既发汗又利水，诸如此类，全在于酙酌药物用量上做文章，需善思而为之，这在中西医结合用中药时，则具游刃之空间。

（六）要注意思维上的互相启发，理论上的互相比对、参考、引思

中西医结合重在思维，中医、西医针对的是同一主体——病人，只是在不同层次上，理论有所侧重，应当互相比对，比对中明确各自的优点而参考、引思（引思会有许多结合点显现），引思中并非中药、西药堆积"凑合"，不"凑合"才会有"精义"。

第四篇

破难之助

易水学派学术研究之思

中医学派学术研究可以助力恶性肿瘤、疑难病证的临床治疗，笔者近年来多次参加易水学派学术研究，感觉有些方面对恶性肿瘤、疑难病证的治疗有所裨益，兹摘言之。

一、易水学派学术研究要"善学"

多学则盈，少学则亏，善学能防止思维偏见。"善学"之要点是一个"善"字，要脱俗，不能人云亦云。

比如，要从研究少见的方面去学：一般而论，学术研究多从医家的学术观点入手，但不能忽视医家之精神，以易水学派的中坚人物李东垣为例谈其"精神"。

一曰"洁"：即洁身自好。例：有友"密议一席，使妓戏狎，或引其衣，即怒骂，解衣焚之"，乡豪"讽妓强之酒，不得辞，稍饮"遂大吐而出。

二曰"德"：如泰和年间，岁荒，"极力赈救，全活者甚众"（《医史》引砚弥坚《东垣老人传》），"忠信有守，富而好施"（《本草纲目·序例》）。

不阿谀逢迎：上层分子曾指责其"资性高謇，少所降屈，非危笃之疾人，不敢谒也"。

三曰"教"：即重"教"传术，如李庭之《寓庵集·林泉归隐图序》云"救死扶伤，功被生灵"。

要求弟子罗天益"严操守，砺品行，存忠厚"。

《兰室秘藏》交罗天益云："非为李明之、罗谦父，盖为天下后世，慎勿湮没。"

《九灵山房集》吕复评议：其经验如"丝弦新绷，一鼓而竽籁并熄，胶柱和之，七弦由是而不谐矣"。

四曰"善"：即存善心、行善为、善以济人，正所谓"使天下之人不致夭折，是亦仁人君子济人利物之事"。

其弟子王好古云："每怜孑孓之幽魂，谁听嗷嗷之夜泣，痛矣如斯，心乎不已。""使医者不动声色，蠲去疾疴，免横夭以无辜，皆康宁而得寿。予所愿也。"（《阴证略例·祭神应王文》）

"善学"要注意方法，余言有六。

（1）疑：要善于捕"疑"以促释"惑"。白沙学派的开创者陈献章有言："前辈谓学贵知疑，小疑则小进，大疑则大进，疑者觉悟之机也。"

（2）脱：即"脱框"。理论都有一个"核"（核心），可尊崇、遵循，但不能成为"框"。读书要读进去，还要读出来，读出来就是一定程度的"脱框"。

（3）变：即变化、变通。傅青主曾言："君子学问，不时变化，如蝉蜕壳，若得少自锢，岂能长进。"张景岳认为："意贵圆通，用嫌执滞，则其要也……圆活宜从三思，执持须有定见，既能执持又能圆活，其能方能圆之人乎，其人为谁乎？"

（4）展：即展开，如用药如用兵。《友渔斋医话》云："医之用药，如将之用兵……兵无常势，医无常形。能因敌变化而胜者，谓之神明；能因病变化而取效者，谓之神医。"

张锡纯在《医学衷中参西录·自序》中言："夫事贵师古者，非以古人之规矩、准绳限我也……又贵举古人之规矩、准绳而扩充之、变化之、引伸触长之。"

（5）抓：即抓苗头。苗头常在一"闪"间，要抓住以启新识。

（6）论：即讨论、争论、辩论。

易水学派学术研究可考虑以下几个切入点。

（一）从医家之论中思考

东垣之著作中许多地方谈到要"从权"，其意即是要权衡，不拘于一，如《补中益气汤》谈"若病日久者，以权立加减法治之"，《脾胃将理法》则云"用药之法，若反其常道而变生异证，则当从权施治……以权衡应变治之"，尚有一些方剂"用药宜有从权"，再有《脾胃胜衰论》云："此虽立食禁法，若可食之物，一切禁之，则胃气失所养也，亦当从权而食之，以滋胃也"，更明确指出"发明脾胃之病，不可一例而推之，不可一途而取之，欲人知百病，皆由脾胃衰而生也"，"治法已试验者，学者当以意求其的，触类而长之，则不可胜用矣"，"圣人之法，虽布在方策，其不尽者可以意求"，充分展示了学术的开放性和辩证思维。其弟子王好古在《汤液本草·序二》中谈：伊尹宗神农而倍之，仲景广伊尹而倍之，洁古派之，云"噫！宗之，广之，派之，虽多寡之不同，其所以得立法之要则一也"。

（二）从医家治验中思考

以疫疠病为例，《内外伤辨惑论》言："向者壬辰改元，京师戒严，迨三月下旬，受敌者凡半月。解围之后，都人之不受病者，万无一二，既病而死者继踵而不绝，都门十有二所，每日各门所送，多者二千，少者不下一千，似此者几三月。"此疫疠之横行，究其因，亦如《内外伤辨惑论》所言："大抵人在围城中，饮食不节及劳役所伤，不待言而知，由其朝饥暮饱，起居不时，寒湿失所，动经二三月，胃气亏之久矣，一旦饱食太过，感而伤人，而又调治失宜，其死也无疑矣。"当时以补中益气法治疗取得很好的疗效。

王肯堂之《医学穷源集》附有《疫由人事论》值得思考，其言："《内经》所载五疫之发，皆由五干刚柔失守。然天时、人事，恒相附丽，如影随形，如响随声。不得谓天失其度，致生灾疹，而与人事无涉也……不稽刚柔之义，则五行迷瞀，治疗无方，不识人事之说，则妄测天运，施治寡效。昔金末造，元兵南下，汴都戒严解围之后，京师大疫，东垣先生制普济消毒饮，全活甚众。是真得天时人事之全者。"

（三）从医家拟方的应用上思考

清代医家俞震纂辑《古今医案按》选用了不少东垣（含其弟子）的医案及用方。该书《自序》中云："孟子言梓匠轮舆，能与人规矩，不能与人巧。巧者何？变通之谓也……自古迄今，医书多不胜纪。一病必立一门，一门必立数法。究之法有尽，病无尽。一病之变已无尽，或萃数病于一人之身，其变更无尽，医之法于是乎几穷，盖以法也者，不过梓匠轮舆之规矩。病不依规矩以为患，医第循规矩以为治。常者生焉，变者死焉，转恨医之法未备也。不知法岂能备？要在乎用法者之巧耳。闻之名医能审一病之变与数病之变，而曲折以赴之，操纵于规矩之中，神明于规矩之外，靡不随手而应，始信法有尽，而用法者之巧无尽也。"

在大头瘟医案中，选用四则，其中李东垣、罗谦甫各一案，而在按语中指出："以是知病无板方，医无呆法，总贵乎神而明之耳。"巧以变通，神而明之，就能从医家拟、创方中开出"渠道"。

兹再例举《古今医案按》中东垣医案以明之。

案1：伤寒

李东垣治西台掾葛君瑞，二月中，病伤寒发热，医以白虎汤投之。病者面黑如墨，本证遂不复见，脉沉细，小便不禁。东垣初不知也，及诊之，曰：此立夏前误用白虎之故。白虎大寒，非行经之药，不善用之，则伤寒本病，曲隐于经络之间。或更以大热之药，求以去阴邪，则他证必起。非所以救白虎也，宜用温药之升阳行经者。或难曰：误用大寒，若非大热，何以救乎？李曰：本病隐于经络间，阳不升，则经不行，经行而本证见矣，果如其言而愈。

该案以夏月前病伤寒发热，而云用白虎汤之误，所言证候不全，余认为，以发热而言，其辨治中识热型很重要，西医对发热有热型之分，如弛张热、稽留热、间歇热、消耗热等，对治疗有参考意义。其实中医也有热型之分，而且更全，如《伤寒论》中太阳伤寒之恶寒发热，阳明气分之大热不恶寒反恶热，热结阳明之日晡潮热，少阳之往来寒热；温病学中外感风热之发热不恶寒或微恶寒，气分及血分亦有典型热型，其他如阴虚之午后发热，湿热之身热不扬等，抓住热型对准确选方很有意义。该医案中用白虎汤，其热型应为大热伴大渴、大汗出，其误者恐怕在于邪未入气分而清之，叶天士之《外感温热论》有"在卫汗之可也，到气才可清气，入营犹可透热转气，入血直须凉血散血"。其中几个副词"可""才""犹""直"，值得回味，未到气而清之则可凉遏冰伏，此案用白虎汤恐误在此。医案中用方之巧、神而名之，则在于治疗上，辨其为"本病隐于经络间"，"阳不升则经不行"，误用白虎汤而邪气冰伏，膀胱失约（脉沉细，小便不禁），故以温药升阳行经，而不以"大热之药，求以去阴邪"，治疗后"果如其言而愈"。震按：东垣所谓温药之升阳者，想即桂枝、干姜、细辛、川芎、羌、防、升、柴之类耳，误于寒药而不急救以热药，有此一法。"有此一法"者，东垣施治之巧也。

案2：麻木

东垣治一妇，麻木，六脉中俱得弦洪缓相合，按之无力，弦在其上。是风热下陷入阴中，阳道不行。其证闭目则浑身麻木，昼减夜甚，觉而目开，则麻木渐退，久乃止。惧而不睡，身体重，时有痰嗽，觉胸中常有痰而不利，时烦躁，气短促而喘，肌肤充盛，饮食二便如常，惟畏麻木不敢合眼为最苦。李曰麻木为风，皆以为然。然如久坐而起，亦有麻木，喻如绳缚之人，释之则麻作，良久自已。此非风邪，乃气不行也。经云：阳病瞋目而动轻，阴病闭目而静重。《灵枢》云：开目则阳道行，阳气遍布周身，闭目则阳道闭而不行，如昼夜之分，以此知其阳衰而阴旺也。时痰嗽者，秋凉在外而湿在上也。身重脉缓者，湿气伏匿于脾也。时烦躁者，经脉中阴火乘其阳分也。法当升阳，助气，益血，微泻阴火，去湿，通行经脉。调其阴阳则已，非脏腑之本有邪也。黄芪五分，人参三分，甘草炙四分生一分，陈皮、归身各二分，佛耳草四分，白芍三分，草豆蔻、苍术各一分半，白术二分，黄柏酒洗、苓、泽、升麻各一分，水煎服，八帖而愈。名曰补气升阳和中汤。

本案"神而名之"之点在于：①以久坐而起及绳缚之人释之则麻作而喻麻木"此非风邪，乃气不行也"。②以《内经》理论释其"闭目则浑身麻木，昼减夜甚，觉而目开，则麻木渐退，久乃止"，云"以此知其阳衰而阴旺也"。

震按：东垣论病，悉本《内经》，简明确切，能发其所以然之故。用药亦本《内经》，以药性气味，配合脏腑经络，绝无粉饰闲词，而轩岐要旨昭然若揭，诚非挽近可及。第药止一二分至四五分，何太少耶？岂以气味配合得当，机灵而径捷耶？后贤常云：愿学仲景，不学东垣。然东垣以极轻之分两，能愈疑难之久病，亦正易学。

此案正所谓要"巧以变通"也。对医家著述，识其长，辨其短，则不会论之偏颇。又东垣云"气不行"，气虚之权重如何呢？还是看一下明代医家王肯堂之论吧，其在《医镜·麻木》中言："人皆以麻木为一病，而不知麻与木固自有不同也……麻如麻之乱……木如木之顽……然未知其病之所属，将何以断之？盖麻有久暂，木亦有久暂……暂时之麻木，虽因气血不足，而犹未是为病，惟久麻久木者，斯为病耳。""麻之久者……必其内气虚甚，风痰凑之。""木之久者……乃是死血凝滞入内，外夹风寒，又因阳气虚败，不能运动。"可见，气虚之权重，在于病之久暂，此可补上述东垣喻麻木之论。王肯堂又指出："而用药之妙，又在于善变，其可以执泥耶？设使暂麻暂木而用重剂，则损其真元；久麻久木而用轻剂，则不能取效。审而治之可也。"

上述震按，云东垣"第药止一二分至四五分，何太少耶"，而"后贤常云：愿学仲景，不学东垣"，可借此以思之，求其全。

麻木当以气虚，阳气不运，风、痰、死血阻滞气血运行为主，临床用药也应"巧以变通"。如恶性肿瘤化疗后部分患者出现手足麻木，余多以身痛逐瘀汤加黄芪、酌加僵蚕治之。恶性肿瘤，尤其晚期气血亏损，脾胃失运，化疗又加重其害，故重用黄芪，而身痛逐瘀汤针对了风（秦艽、羌活）、气（香附，《医镜》云麻木之治，皆以"开气"为主）、血（桃红、五灵脂），又祛痰通经（地龙），而僵蚕一味，《医镜》云其"专治如虫行者之圣药也"，据此应用，疗效满意。

研究易水学派医家之医案，应为研究易水学派学术的重要内容。

（四）从读书中思考

举例言之，清代医家唐笠山撰辑《吴医汇讲》，其中有读书十则，摘言之。

其一曰读书须看反面。例举丹溪治族妹难产，思湖阳公主应用瘦胎饮，而族妹与湖阳公主奉养之人，其气必实相反，从而反瘦胎饮之方治之获效，书云"故凡读前贤议论，必明其正义，又必于反面构思，方不为其所囿，可见读书不可独泥于正面也"。东垣著作"补脾胃、升阳气"乃一大亮点，然其《脾胃论》中尚言"人禀天地之气而生胃也，胃之与湿，其名虽二，其实一也，湿能助火，火旺郁而不通"，思之可谓东垣常论的反面，而涉及了胃之湿热：以临床言之，一些癌前病变可见胃之湿热，辨证施治亦收佳效。如：以逍遥散、温胆汤化裁治疗食管癌前病变案，以藿朴夏苓方化裁治疗胃癌前病变案均取得明显疗效，使癌前病变逆转，可谓读东垣书看反面也。

其二曰读书须悟对面。例举赵养葵之《五行论》曰："世人皆曰金生水，而予独曰水生金。"按云:"水生金,乃金生水之对面也,世人但知其一面,而不知又有彼一面,凡此之类,自在人善悟之耳。""善悟"则会悟出"开渠"。

《脾胃论·元好问序》云"乃知胃不足为百病之始",思之,倒是百病之终终于脾胃为多,正元好问之序的对面也。如一些晚期恶性肿瘤患者,其终末常常是饮食不进,正是"失谷者亡"。徐灵胎之《慎疾刍言》曾云"大凡人非老死,即病死,其无病而虚死者,千不得一",乃为妄用补剂而论,思之,其论应落在"无病"二字上,若有病,还是"虚死者"为多。张锡纯曾言一些卒死者乃大气下陷所致,再思有的所谓无病而死者多为高龄老者,瞬间而逝,犹如生命之钟停摆了,何以停摆?无力再摆了。何以无力?虚也。灵胎之言有偏,失谷之终,难免为虚死也。因之延长其生存期之一大要点即是护其脾胃,所有治疗(包括化疗)如果伤其脾胃,损其饮食,均非可取之法。

其三曰读书必须汇参。学医家著述先要读进去,如王安道之主张先看原文,不为注释者所误,要"解黏去缚"而"洞见本源",使玉石有分,主客不乱。而继之宜汇参,如唐笠山所云:"今医之各有所偏者,因参书时不能参考异同,以致囿于一说,遂为成见。"张路玉之《张氏医通·凡例》曰"从古立言,止就一端而论",诚哉是言也,故引此以为读书必须汇参之法。还以王安道为例,他论中风病机,将河间主乎火、东垣主乎气、丹溪主乎湿痰汇参,云"三子出,所论始与昔人异"。《医门法律》云:"王安道审其为风,则从《内经》;审其为火、为气、为痰,则从三子。"《四库全书总目提要》称他融会贯通"于医道中实能贯彻源流,非漫为大言以夸世者"。

二、易水学派学术研究重在创新

易水学派学术研究重在创新。要创新,简言之,要做好两个字的文章,一曰"进",一曰"出"。

"进"者,要进到学派内容中去,尽量多而准确地掌握内涵,这就要"善思"。

"出"者,即进去后还要跳出来以"脱壳""寻新"。

(一)从学派、学术、科学、科学研究的含义上看

所谓学派,在自然科学领域是指由于学术观点不同而形成的派别,学说乃是在学术上自成系统的主张。

科学:"科学"一词源于中世纪拉丁文,为"学问""知识"的意思。《辞海》曰:"关于自然、社会和思维的知识体系……是实践经验的结晶。"总之,可认为科学是处于不断完善和发展中,能够反映客观现实与规律的知识体系的创造过程。

科学研究：即揭示事物发展的客观性，探索客观真理借以作为行动的指南，向未知探索，使未知变已知，未有变已有，知少变知多，由知其然至知其所以然。

科研方法：方法是一种行为方式，是用来到达某种目的的手段。

推敲有关内容，可以认为中医的学派，包括易水学派，尚有些不足，需要进行一些补充性研究。

（二）从学派的基本内涵，即学派开山的学术渊源、主要学术观点、传承的成效及医界的认同上看

兹简要分析之。

张元素，学术渊源遥遵《内经》《中藏经》《金匮要略》，而《备急千金要方》《小儿药证直诀》及刘完素的运气学说对他也有不小影响。

学术上，张元素突出创新精神，以"不用古方，自为家法"自居，指出"运气不齐，古今异规，古方新病，不相能也"。阮葵生之《茶余客话》言："同一病者，人异其证，治异其方。"汪纯翁赞赏张氏之说，并批评道："今之医业者，率皆以有定之方治无定之病，不问其人之起居、食息与夫时俗之温、寒、燥、湿，而概以成格进之，吾不知于其所谓意者，果有合焉否也。"（《尧峰文钞》）张氏宗《素问·五脏别论篇》之"五脏六腑皆禀气于胃"而善调脾胃，以"厚脾土为要"，重视"养正积自除"，以"保护元气为主"创制新方。

其受《周易》启发"观乎天文以察时变，观乎人文以化成天下"，遵《素问》运气学说，按阴阳升降用药，倡导随时令用药，应用药物归经引经报使，药物从五分类，制定脏腑标本寒热虚实用药式。

陆九芝称其同刘守真、李东垣、朱丹溪为"金元四家"且列诸榜首。

李时珍在《本草纲目·序例一》中言其"大扬医理，《灵》《素》之下，一人而已"。

思之：张元素，不用古方正所谓"物理有常有变"（《梦溪笔谈》）；"药不执方，医无定格"（《笠翁一家言全集》）。但不用"古方"实质是不要"用死""死用"古方，如果机械地看待张氏之论则有其偏。一者，"不用古方"，那前人的经验岂不均付之东流了吗？二者，中医学有很强的实践性，前人经验当不断延续，不能"断档"。试想，张元素创立的许多方，其后若干年不也成为古方了吗？后人"不用古方"，岂不是把元素的方也要抛弃吗？三者，元素亦认为"仲景之书为万世法，号群方之祖，治杂病若神"，宗《内经》法，学仲景心，可为师，且于钱乙的许多方剂，"竟列为五脏补泻的标准方剂，则元素于钱乙的临证治法，可谓取法独多"（任应秋《医学启源》点校序言），这不也是在用古方吗？应用运气学说用药有一定的参考，但亦应考虑到：五运六气是中医的重要理论之一，体现了"天

人相应"，对认识疾病的发生及辨证治疗有重要的参考，自当肯定。但运气学说又是一个复杂的课题，需要多学科参与研究，单靠中医一家显然是不足的。

举温疫言之，历代医家有认为与运气、时行之气有关的，也有认为无关的，何以如此呢？应该说"杂气之邪"是本（或曰本气，或喻之为"核"），时行之气是间气（"壳"），从不同角度出发就出现了上述两种看法，但毕竟重要的还是"本"。从疾病的用药看，其"本（核）"是"病"，按运气用药考虑的是"壳"，因此按运气学说用药有参考，但不能死板。再以药物升降归经言之，药物升降也不是拘定的，如有曰桔梗为诸药之舟楫，其为"升"，但也有云其为"降"的，因其入肺助其肃降，肺气降，一身之气皆降。对某些药物的性味，医家也有些不尽相同的看法，何以如此呢？思之，中医一些理论认识，由于整体观念和以实践为基础，常常含有"体"（实实在在的）和"意"（即"志之发也""于无形处用心思虑也"）两个方面。比如藏象学说，心主血脉，胃主受纳，膀胱者津液藏焉矣等，即有其"体"，而心在志为喜，肝在志为怒等，则为其"意"。药物性味归经也有如此情况，以药物之味言，有口尝（如川连苦、生姜辛等）但更多的是"意"，是以药物的功能（如辛者能行能散，甘者能补能和能缓等）归纳的（如五味子五味皆备则非品尝了）。医家应用中会有些不同的"意"，也就会出现一些不同的看法（药物之"性"亦如此）。重要的是体会其"意"，在实践中也会参以己意，这就需要"善思"。对于应用药物，引经报使不得忽视，它说明药物的作用有一定的倾向性或曰"靶向性"，而这一"靶向性"又是在药物整体功能（这种功能常表现在整体调节上）中表现出来的。试想近些年来西医在肿瘤治疗上有了所谓"靶向药"，其意也在于药物作用的倾向性上，也是在整体作用中表现的，不能说与中医应用药物中的引经报使相悖，而西医的靶向药都有一定的副作用，也有药物耐药性，但中医的引经报使药都少有此不良作用，这里不能不深感张元素等医家的"善思"。不过中医的引经报使药是在应用中体会出来的，缺乏系统而严格的研究考察，也缺乏对药物种类的扩充研究，而且也有不确定性。经络是有通路的系统，所谓引经，引到经络何部位？这就提示了深入研究的方向。此乃笔者一得之愚见，也是在学派学术研究上的一个思维点。

对于时令用药也不能死板，它反映的也是医家的思维方式。栋鄂铁保根据地理环境，加以分析道："北地燥而多风，南地湿而多雨，至玉门关外，竟有终年不雨者。"其认为处方遣药要结合实际情况，灵活对待，切忌死守时令之说："吾愿今之为医者，去已成之见，破难效之方，就其人之体气以求病源，度其人之习染以拔病本，苟有效则牛溲马勃胜于参苓，随天地自然之气，而助以调济之功，则师古而不泥古，用古而更宜今。"

仅从上述几点就可以看到，对学派学术的创新性研究，路还是很宽的。在易水学派学术传承上，张元素之后，医家也有不小的成就。如：李东垣"受业于洁古老人，尽得其学，益加阐发，人称神医"，祖洁古《珍珠囊》，增以用药凡例、诸经向导、纲要活法，著《用药法象》（《本草纲目·序例一》），学术上注意精神疗法，使病人元气易于展伸，处方遣药，不拘常格，"兔起鹘落，无不得者"（《医学发明·第三序》）。"一洗世家胶柱鼓瑟、刻舟觅剑之弊"（《东垣试效方·王博文序》），提出"元气为人身之本"，"养生当实元气"，曾言"凡治脾胃之药多以升阳补气者名之，此也"，在饮食伤为有余、劳倦伤为不足及《素问·平人气象论篇》之"人绝水谷无胃气则死"的思想指导下，遵张元素之戒，提出"内伤脾胃，百病由生"的学说，在张元素脏腑病机学说影响下，重视脾胃的重要作用，其治疗主张的唯一要旨为"内伤之热，非寒可清"（尤怡《医学读书记》），只有温化才可，遵"甘温除热"，费伯雄赞云"真卓识确论，为治阳虚发热者开一大法门"。学术上提出"阴火论"。宋濂之《元史》尚称道其精通针灸，长于调理伤寒、痈疽与眼科，在元素之外又有所创新而蜚声京畿，"名乃出于元素上"，被称为易水学派承前启后的中坚人物。

尤在泾曰："古人制方用药，一本升降浮沉之理，不拘寒热补泻之迹者，宋元以来，东垣一人而已。"叶霖云李氏扶危救困，"生平得意"全在"补中益气"。也有学者指出：以温热药攻火，"善用则生，不善用则死"，阴虚者误服补中益气汤"往往暴脱"（陆丽京语）。戴良认为"脾胃为百病之始，世医不能辨之"，东垣"大明斯理"写成《脾胃论》，然其所言"只及内伤之一事，其他杂证则未暇以详及"，其一些方剂，似"韩信用兵，多多益善"，不仅"药有偏效而无全功"（徐树丕《识小录》），君臣佐使之间亦互为掣肘且"甘柔"滋养胃阴为其空白。可见东垣习元素既有创新也有更需创新之处。

再如：王好古其学说与经验"参以东垣、洁古易水之法"，注意药物归经，与东垣不同处即脾胃方面补充了"热中"之外的"寒中"证，增加了肾的病机研究，对张元素之沙参味甘可代人参持不同意见，提出"人参补五脏之阳，沙参苦寒补五脏之阴"。临床重视阴证治疗，扩大六经辨证范围，提出从时间上运用汗、下治法，重视方药，所著《汤液本草》大多采自洁古、东垣、云岐子各家经验，其辨证用药颇具章法。如以巴豆通肠又止泻则"发千古之秘"（李时珍）。

黄凯均评曰"果《伤寒会要》久已散佚"，《医垒元戎》能续其宗，学术渊源赖此以存。（《友渔斋医话》）

罗天益：为李杲入室弟子，"发言造诣酷类其师"（《卫生宝鉴·胡广序》），尽得李氏之传，其"论病则本于《素》《难》，务求其因，其为说也详而明，制方则随机应变、动不虚发，其为法也简而当，大抵皆采摭李氏平日之精确者，而间隐括以己意，旁及诸家者也"（《卫生宝鉴·蒋用文序》），学术上开创三焦辨证泻热说，重申张元素无病服药如"壁里安柱"，宣传预防为主，承接"胃为脾之本"及张元素学说"养正积自除"，临床主张"未诊先问，最为有准"，对劳倦所伤从虚中分寒热能补其师之不足，不墨守东垣参术健脾非加防风、白芷行之则补药之力不易到的学说。考究药物产地，不用陈腐者。承接张元素观点，重视药物的气味厚薄。能系统掌握洁古"假令五脏胜各刑所胜，补不胜而泻其胜，重实其不胜，微泻其胜"，遵方记取洁古经验，遇有可下之证，先攻后补。

对其学术经验，蒋用之曰，东垣之术"得罗氏而益明，罗氏之书得韩氏而传播不朽"。

其他：如薛己，学宗张元素，私淑钱乙，学术上习李杲注重脾胃用药，长于甘助温养，认为"大凡杂病属内因，乃形气、病气俱不足，当补不当泻"，临床善用温补滋养化源，重视扶正达邪以治本为第一要义。对李杲脾既病，"胃不能独行津液，故亦从而病焉"领会较深。临床反对滥投阴性药物。初习外科，主疗内儿科，重视肾中阴阳双补。

《折肱漫录》云："东垣、立斋之书，养生家当奉为蓍蔡也，如治脾无效，则求之于肾。"

赵献可云："读仲景书而不读东垣书，则内伤不明；读东垣书而不读丹溪书，则阴虚不明；读丹溪书而不读薛氏书，则真阴真阳均不明。"

对于温补脾肾，反对滥投阴性药摧残真阳，徐灵胎则持有异议，批评温补之害为脱离辨证论治，陈修园也认为是"开后人便易之门"。

对其组方平和，张志聪则认为，凡"服平和汤而愈者，原不死之病，勿药亦可，服平和药而后成不救者，医之罪也"（《侣山堂类辨》），对其用药呆板缺乏灵活性，叶桂则云"每执死法，未免有不中肯綮者"。

赵献可：学遵李杲、薛己，对"造化以阳为生之根，人生以火为生之门"领会颇深，突出"养火为主"，提出命门即小心，为十二官之主，阴阳比重以阳为主，但《医碥》之《命门说》则云"今之为医者，泥于《医贯》之说，不论新病、久病，非六味则八味，非补中则归脾，竟若历古方书皆可删却，亦惑之甚矣"。另外，赵献可临床治郁证倡用逍遥散，认为"治其木郁"则火、土、金、水诸郁皆可随之而解。

分析上述情况可见，易水学派医家（包括私淑者），均突出了创新，而探讨其创新又会引出新的创新，这是学派学术研究的关键点。

再者，著书立说难于十全，一些学者也曾指出易水学派学术中的个别不足点，对这些方面的研究应包括两方面，其一，果不足乎？其二，如何完善补充？这也应视为易水学派继续研究的一个方面，这里还要注意医家可能存在的学术上的习惯性思维或云思维偏见。举例言之，刘河间患伤寒八日，头痛脉紧、呕逆不食，并非疑难证，但因表邪未解而误下，故病不痊，而张元素治之则愈，原因在于前者的习惯性思维，因思维偏见而用药不当，元素则逆其思而治疗故获效。学派学术研究注意此点才可扬长避偏。

（三）从学术发展潜力上看

易水学派学术的展开、扩容、引申在医家遣方用药上有较突出的表现。举例如下。

1. 甘草

看一看：《脏腑标本虚实寒热用药式》中肝病用药文："有余泻之""泻子，甘草"。

想一想：甘草之补，已几成定论，而此处言"泻"且仅列此一药，大有"非其莫属"之感，何也？

而在肺病用药，补母（即补土）中又列甘草等五药，甘草是泻是补？岂不矛盾？

再看一看，医家之论甘草：《汤液本草》云："以甘补之，以甘泻之，以甘缓之……盖甘之味有升降浮沉，可上可下，可内可外，有和有缓，有补有泄，居中之道尽矣。"

而张锡纯言：甘草"生用则补中仍有流通之力"，似可对甘草补、泻作一注脚。

再想一想：其功用效果如何？又当如何用？兹以《医林改错》之黄芪甘草汤应用例举之。

《医林改错》方："黄芪四两（生），甘草八钱，水煎服，病重一日两付。"治疗："老年人溺尿，玉茎痛如刀割，不论年月深久，立效。"

该方甚简，而所言疗效甚佳，即"不论年月深久，立效"，组方仅两味且用量均大，笔者亦曾以此方加味治疗前列腺癌骨转移，取效尚佳（见前文《应用黄芪甘草汤之思》）。

甘草的应用还有许多值得探讨之处（包括适应证、剂量、生用、炙用等），从元素著作中上述一点上讲也不无"引信"之作用。

2. 川芎

看一看：张元素言"头痛用川芎，各加引经药"。《医学启源·主治心法·随证治病用药》言："头痛需用川芎，如不愈，各加引经药，太阳蔓荆，阳明白芷，少阳柴胡，太阴苍术，少阴细辛，厥阴吴茱萸。""川芎…治血虚头痛之圣药。""顶颠痛，用藁本，去川芎。"

想一想：单从上述所言，一者突出川芎治头痛之用，二者提示要加"引经药"，但用川芎仅加引经药吗？又所加之药仅仅是"引经"吗？顶颠痛就没有"血虚"情况吗？具体如何应用呢？联想一下其他医家之论吧。

《辨证奇闻》有散偏汤方：白芍五钱，川芎一两，郁李仁、柴胡、甘草一钱，白芥子三钱，香附二钱，白芷五分。其治曰，"半边头风，或左或右。大约多痛左，百药罔效"。半边头痛，"时重时轻，大约顺适轻，遇逆重，遇拂抑事更加风寒则大痛不能出户。久后眼必缩小，十年后必坏目"。"一剂即止痛，不必多服"。

著作中治头痛方六则，大多为较重之头痛，均用川芎，且其中四方均重用川芎，并言"川芎最止头痛"，且言"散中有补""补血走脑顶"，并言"如藁本等药，未尝不止痛，然大伤元气，终逊川芎，散中有补"与张元素之论稍异。

用一用：笔者将散偏汤扩展应用于一些类似偏头痛之疾患中，疗效颇佳。推广之，也可据证应用于脑部肿瘤之头痛。

应用之后再想一想：一者确信元素"头痛用川芎"之论，但部分内容则值得推敲验证，顶颠痛去川芎之说即可证实其一。

再者，所谓"引经药"，不应仅限于"引经"，不应在主治功能之外去谈"引经"，散偏汤之用中柴胡、白芷也非单单"引经"。

上述所举两药的应用，意在说明研究张元素之用药要展开、要扩容就要参考其他诸家之论，这样需要探讨的题目就很多了。

《医学启源》所列方中还有一个情况，即以十八反药物组方，如祛风丸治风偏手足颤抖、语言謇涩、筋骨痛，由乌头（炮）、天南星、草乌头（炮）、半夏、绿豆粉、甘草、川芎、白僵蚕、藿香、零陵香、地龙、蝎梢、川姜（炮）组成。

上述情况提示，从易水学派一些遣方用药及应用上入手，继续研究也会带来许多研究课题。

在临床研究的同时，也会遇到些理论问题值得思考，比如张元素传人云岐子曾提出伤寒过经不解即是温病，对此点研究得不多，其实换一个角度考虑，它却隐现了一个理论问题：即伤寒与温病间并非泾渭分明，张仲景早就将温病归于广义伤寒中，只不过温病学家崛起，随着温病学术的发展，读伤寒与温病的区别多了，谈其联系与渗透的少了。以辛凉解表与辛温解表为例，二者并非水火不相容，而是在二者间有一个"中间带"，有的偏向于风寒，有的偏向于风热，辛凉解表与辛温解表亦非"泾渭分明"。前代医家有"辛凉复辛温法"，确为真知灼见。

三、易水学派学术研究，"汇溪成江"

易水学派学术研究和其他中医理论研究一样，可以说有两个层面：一为学术之传承，优者"流芳"；一为溯源之扩容、创新，可喻之为"开渠"。易水学派的学术研究从第一个层面看，可谓流芳了，从第二个层面看研究之空间还很大，目前应作为重点，其关键在于"开渠"而"注水"以汇"溪"成"江"。

扩容、创新，易水学派的佼佼者均有所建树，分析之可以说开了一些"渠"。兹以李东垣为例，结合余之体会议之，意在展示研究方法。

李东垣师张元素而"尽得其传"，"名声出于元素之上"，原因在于为学术的扩容创新开了"渠"。

（一）以组方言之

1. 枳术丸

（1）源流：一般认为该方为张元素变通张仲景枳术汤而成，其实元素之前已有对枳术汤的变通方，《太平惠民和剂局方》载"淳祐新添方"枳实理中圆，由枳实（麸炒）一两，白术、人参（去芦）、甘草（炙）、白茯苓（去皮）、干姜（炮）各二两组成，已含枳术丸，但从理论上明确言之者，还是张元素。

东垣承元素之学更有所悟，其云"易水张先生尝戒不可用峻利食药"，并云"当是之时，未悟用荷叶烧饭为丸之理，老年味之始得，可谓神奇矣"。

（2）开渠：可以说创立了枳术丸系列方，枳实、白术用量如下表4-1。

表4-1　枳术丸系列方之枳实、白术用量

方名	枳实	白术
橘皮枳术丸	一两	二两
半夏枳术丸	二两	二两
半夏干姜枳术丸	一两	一两五钱
木香枳术丸	一两	二两
木香人参生姜枳术丸	一两	一两五钱
曲蘖枳术丸	一两	二两
三黄枳术丸	五钱	一两

含枳术丸痕迹者，枳实、白术用量如下表4-2。

表4-2　含枳术丸痕迹者之枳实、白术用量

方名	枳实	白术
和中丸	三钱半	一两二钱（饮酒过伤节）
除湿益气丸	一两	一两

方名	枳实	白术
白术丸	一两一钱	一两
草豆蔻丸	一两	一两
枳实导滞丸	五钱	三钱
白术和胃丸	二钱五分	一两二钱
开结枳实丸	一两半	一两

分析这些方，有些已脱开了元素枳术丸主治的框架，张景岳曾论洁古枳术丸"此寓攻于守之剂，脾气不清而滞胜者宜之，脾气已虚非所宜"，所言有偏，而东垣之枳术系列方中倒有与景岳所言相合者，顺东垣之渠道，分析后世一些方剂，应该认为是有其影响，如《松崖医径》之木香导滞丸等。

余亦为枳术丸方开了渠道，以柴胡、白芍、枳实、白术、甘草组方柴芍枳术汤，组方源于：①以柴芍调"木"，枳术调"土"，以达土木兼调。②源于对枳术汤、丸的应用，枳术汤所治"心下坚，大如盘，边如旋盘"不排除癥积，而枳实之功"故张仲景……皆取其疏通决泄，破坚实之义"（《本草衍义》），《用药心法》则云"枳实，洁古用去脾经积血"，《药品化义》云"枳实专泄胃实，开导坚结，故主中脘以治血分，疗脐腹间实满，消痰癖，祛停水，逐宿食，破结胸，通便闭，非此不能也……为血分中之气药，惟此称最"。枳实的这种作用，正利于破坚积而消癥（肿瘤一定意义上讲也是一种癥积），若与健脾益气之品相合则抑其破气之弊。张路玉指出："枳术二味开其痰结，健其脾胃，而阳分之邪解之自易耳。人但知枳实太过而用白术和之，不知痰饮所积，皆由脾不健运之故，苟非白术之豁痰利水，则徒用枳实无益耳。"以枳术相伍据证调整二药用量之比用于某些消化系（包括肝脾）肿瘤取得了较好疗效。③源于对四逆散的应用，汪苓友曰："此方虽云治少阴，实阳明少阳药也。"陈修园曰："少阳为阳枢，小柴胡汤为转阳枢之专方。少阴为阴枢，此散为转阴枢之专方。"由此可见该方可用于脾胃病及少阴厥阴病证。④对枳实"胃家之宣品""宣通胃络"（张令韵）的运用体会，以四逆散化裁治疗胃扭转医案取得较好疗效，而四逆散加味方中腹痛加附子又为"附子配芍药"开痹止痛开了新渠道。⑤该组方含《金匮要略》枳实芍药散，其治产后腹痛，烦满不得卧。《医宗金鉴》云：乃"气结血凝而痛"，其并主痈脓。⑥源于对肠癌的中西医结合治疗体会：肠癌术后里急后重，便频不爽，大便溏薄是常见的症状，按中医理论，理气则后重自除，对于肠癌术后的里急后重，如何理气？笔者以为行气导滞是理气，益气升提亦可认为是理气，临床可据证或以理气行滞为主（常以四逆散加味），或以益气升提为主（常以补中益气汤化裁），或二者合用之，此又为常法中之变法，而便溏自应健脾为先，正枳术丸中重用白术佐以枳实之意。⑦柴芍枳术方中柴芍、枳术、枳芍、芍甘几个药对，方中含方，伸缩用之空间较大。

验案举隅

直肠癌术后盆腔积液、双肾盂及输尿管上段积液案

马某，女，34 岁，河北省石家庄市某学校教员。

【初诊】2013 年 6 月 21 日。

主诉：直肠癌术后，放疗、化疗后，乏力、便溏、腹痛近 6 个月。

现病史：患者于 6 个月前行直肠癌手术（病理：腺癌，分期 $T_4N_xM_0$），术后放疗 1 个疗程、化疗 6 个疗程，术后即感乏力且日渐加重，伴大便溏薄，便前腹痛，未再化疗而就诊于中医。

证候：面色㿠白，神疲乏力，便溏而频，便前腹痛，时有胸闷，脉滑，舌红，苔薄黄。

辨证分析：脾虚肝郁，气机不畅。

治则：健脾疏肝，调畅气机。

处方：柴胡 10g，当归 10g，白芍 10g，茯苓 30g，薏苡仁 30g，白术 15g，山药 30g，鸡内金 10g，神曲 10g，陈皮 10g，枳实 10g，苏梗 10g，生甘草 10g，全蝎 6g。

水煎服，每日 1 剂，分 2 次早晚服，每周服 6 剂。

其后据证化裁，始终将健脾和胃置于首位，服药半年诸症减轻。其后，2013 年 12 月 12 日复诊，CT 报告：双肾及输尿管上段积水，盆腔积液，脾脏增大。仍以原法化裁，并用车前子与五倍子（见前文《肠癌治疗中车前子、五倍子并用之思》中"验案举隅"），服药 2 个月余，盆腔积液、双肾及输尿管上段积水消失。中药治疗至 2015 年 1 月 22 日复查，情况良好，无癌症复发及转移征象而继续巩固治疗。

（3）汇"溪"成"江"：枳术丸系列方的理论及临床研究。

2.补中益气汤

（1）源流：该方可以说是东垣最具代表性的方剂，《内外伤辨惑论》《脾胃论》《医学发明》均载有此方，关于该方补脾胃、升阳、泻阴火及甘温除热等，医界已多有论述。

（2）开渠：首先补中益气汤的加减用药在东垣所创方中可以说是最多的，也可认为有些变通方（如调中益气汤），思考之，这些加减用药及变通方都开了些新的渠道。另外，东垣之学及补中益气汤对其后医家有较多影响，其弟子王好古、罗天益承其学且某些方面开了学术渠道，薛己学宗张元素，对李杲注重脾胃用药多有体会，其医案中运用补中益气汤者颇多，且一些方面又开了新渠，值得系统研究。与东垣并为金元四大家之一的朱丹溪亦赞东垣之学，云"明著性味，东垣之书也，详于内伤，医之为书，至是始备；医之为道，至是始明"（《格致余论·序》，其著作中亦多有引用东垣之论及处方者）。再如，李士材之《里中医案》有较多医案，涉及淋漓大痛、腹痛有积、蒸热干咳骨立、吐血肠风下血、发热头痛、中风、类中风、昏倦不食、两足酸软、腹痛白浊、滑精、汗出错乱、吐痰泄泻、妊娠泄泻、肢体肿重、小便癃闭等多种病证，用补中益气汤化裁（160多例医案中有20余例是用补中益气汤化裁者），可以说从治疗上思考，会有许多新渠道，而有的病例，补中益气汤合六味地黄、十全大补、八味丸并用，且有的病例用人参至三两，亦有倍用升柴者，均有开渠之意。

《里中医案·序》云："用古方治今病，譬犹拆旧料改新房，不再经匠氏之手，其可用乎？"

《删补颐生微论》言："夫医之难，非处常之难，处变之难也。毫厘疑似之间，判若千里之隔，苟无确然之见而拘于常，其不夭人之年者鲜矣。"

"匠氏之手""不拘于常"，正是"开渠"之所需也。

历代医家多有择东垣学说之善及运用补中益气汤者，如对虚损痨瘵，《慎柔五书》著有专论，其中亦多有东垣学说的影响：胡慎柔尝谓"人之一身，生死系于脾胃"，其"凡治诸症皆以保护脾胃为主，渊源本于东垣而化裁宗诸薛氏"（《慎柔五书》）。书中多处引东垣之论，如"淡渗泻阳，阳虚则火起，此东垣云，持斋之人多胃虚"，"东垣《脾胃论》盛衰用药禁论岂可不熟读乎""东垣云里虚则急"，"发热之症肺热者，轻手乃得，微按全无"，"东垣云……有所劳伤皆损其气，气衰则火旺，火旺则乘其脾土"及用东垣清暑益气之法治痿倦等。但《慎柔五书》亦有开渠，如在助阳上，云"内伤发热不退，莫如补中益气加附子，芪、草倍之"；阳气虚，黄芪性缓不能达表，附子引之，且运用补中益气与六味地黄丸（阳虚陷入阴分之证）或八味丸合用，在脾胃气机升降上更提到"阳气不能四达，肺脾之气不能下输"，治"一人常梦遗……补中益气加茯苓、半夏、石菖蒲亦一升一降之道也"，特别创"养脾阴秘法"，用四君加黄芪、山药、莲肉、白芍、五味子、麦冬，煎去头煎不用，只服第二煎、第三煎，云"盖煮去头煎，则燥气尽，遂成甘淡之味，淡养胃气，微甘养脾阴"。对《慎柔五书》，周学海虽云其"药力太薄，法少变化"，但仍不失为有己见之作，可资参考。

近代张锡纯创大气下陷论，拟名方升陷汤。张氏是读东垣书的，曾云"愚少时观东垣书，至此心尝疑之……而究嫌其立言欠妥"，但思考之虽开了新渠，与东垣学说亦不无瓜葛。首先气陷证乃东垣学说的重要内容，《里中医案》中用补中益气汤即明确云"中气下陷"，张锡纯的气陷重在大气（即宗气），落在心肺上，东垣的气陷落在中气脾胃上，而气陷则一，再者，张锡纯之升陷汤用生黄芪、升麻、柴胡亦与东垣选药雷同。

张氏云："夫中气诚有下陷之时，然不若大气下陷之尤属危险也。间有因中气下陷，泄泻日久，或转致大气下陷者，可仿补中益气汤之意，于拙拟升陷汤中，去知母加白术数钱。若但大气下陷，而中气不下陷者，白术亦可不用。"

从临床上看，气陷证亦有大气下陷、中气下陷同居者（侧重点有时不同），如一些肺癌晚期患者出现大气下陷证，但同时又有脾胃之气下陷，一些晚期消化系恶性肿瘤，有时见中气下陷证，但同时又具大气下陷证候，二者应有统而论之之点，有开渠汇流之处。

余之"开渠"：补中益气汤在恶性肿瘤中的应用如下。

①肿瘤热：一些恶性肿瘤的发热，属内伤发热者，据证应用补中益气汤，确实可见到"甘温除大热"之功。

②恶性肿瘤的气虚，常非单单中气虚，而补中益气汤所益之气，一者益中气，此通行之看法；二者益宗气，即大气，方中含升陷汤之药对；三者益卫气；四者益营气，方中含黄芪、当归可益气补营血也；五者亦益原气，因原气虽根于先天，亦有赖于后天水谷之气的培育，补中而脾胃健，中气足则原气得养。赵养葵释该方曾曰："是方所以补益后天中之先天也。"该方益中气则脾胃健而后天之本得补，益宗气则发挥其贯心脉而行呼吸之功，心肺得助，气血运行有力，益卫气则内卫脏腑、外卫肌表，益原气则生命的原动力不竭。补中益气汤补"中"之力专，而"益气"之功广，认识此点可拓展补中益气汤的用法。

③恶性肿瘤见气虚证者，病程中又会有证候的偏重点或夹杂一些其他证候，而补中益气汤有多个方剂的化裁，这就为肿瘤治疗中的方剂加减提供了基础。

④补中益气汤的加减方中，许多是针对疼痛证的，如腹痛、头痛、脐下痛、身痛、胁下痛等，此点值得深思。多种疼痛究其大要，皆存在气血运行欠畅，经络欠通（所谓"不荣则痛"皆如此），因此补中益气汤助气血运行、利经络疏通之功自含其中。

基于上述认识，在恶性肿瘤的治疗中拓展了补中益气汤的应用（包括其他方剂与该方的配合应用），疗效是可靠的。

验案举隅

案1：肝癌发热

患者，男，56岁，工人。

【初诊】2012 年 5 月 3 日。

主诉：右胁不适伴低热、乏力 3 个月。

现病史：患者右胁不适伴低热、乏力 3 个月，入河北医科大学某医院住院。2012 年 2 月 16 日 CT 示肝内多发占位。AFP 1500μg/L，ALT 67U/L，AST 55 U/L。诊断为原发性肝癌、肝内转移，行肝动脉化疗栓塞术，术后 2~5 天体温曾上升到 38.5~39℃，经对症处理后，术后 6 天下降到 38℃左右，体温持续在 38℃不再下降。

既往史：乙型肝炎病史 20 余年。

证候：面色晦暗，精神萎靡，发热午后较著，伴畏寒，欲近衣被，手足心热，烦躁不宁，乏力倦怠，恶心纳差，右胁胀满、时有疼痛，大便溏薄，每日 2~3 行，舌淡苔白，脉弦数重按无力。

辨证分析：脾虚肝郁，阴火上扰。

治则：健脾益气、甘温除热佐以疏肝。

处方：补中益气汤加味。

生黄芪 15g，党参 10g，炙甘草 6g，炒白术 15g，当归 10g，柴胡 6g，升麻 6g，陈皮 6g，八月札 10g，郁金 10g。6 剂。

服药 4 剂后，体温逐渐下降，乏力、纳差好转。续服 6 剂后，体温降至正常。1 周后随访，诉未再发热。

案 2：胃癌发热

患者，男，60 岁，干部。

【初诊】2012 年 9 月 11 日。

主诉：发热持续 2 个月左右。

现病史：患者发热，体温波动在 38 ~39℃，持续 2 个月左右，西医给予抗生素及解热镇痛药，效果不佳，遂请中医诊治。

既往史：曾因胃脘疼痛伴消瘦就诊于河北医科大学某医院。2012 年 6 月 8 日胃镜示：胃体、胃窦后壁新生物，咬检病理示低分化腺癌。CT 示胃体、胃窦部增厚，与胰头分界不清，胃周多发淋巴结肿大，肺部多发结节，考虑转移。住化疗科行 FOLFOX 方案化疗 1 周期，消化道反应严重，停止化疗。给予营养支持和中成药斑蝥胶囊、华蟾素胶囊等。

证候：面色萎黄，神疲乏力，发热汗出，畏寒肢冷，胃脘嘈杂、食后疼痛，口干乏味，纳少消瘦，大便溏薄，每日 1 行，舌淡紫，有齿痕，苔白，脉细数。

辨证分析：脾胃虚弱，元气大伤，阴火上扰。

治则：健脾益气，培补元气，甘温除热。

处方：补中益气汤加味。

人参 10g，生黄芪 15g，太子参 10g，炙甘草 6g，炒白术 15g，当归 10g，柴胡 6g，升麻 6g，陈皮 6g，山药 30g，鸡内金 10g。7 剂。

7 剂后体温正常，诸症减轻。1 周后随访，诉未再发热。

案 3：胃癌

宋某，女，89 岁。

【初诊】2016 年 6 月 7 日。

主诉：食后脘腹胀满 1 年余，加重 10 天。

现病史：患者 1 年前无明显诱因出现腹痛胀满不舒，曾多次于某中医院住院治疗，2016 年 5 月 27 日住院检查诊断为：①不完全性肠梗阻；②胃小弯占位；③胆囊结石；④胆囊炎；⑤双肾囊肿；⑥左侧肺大泡形成；⑦双肺多发结节；⑧多发子宫肌瘤；⑨左侧卵巢多发囊实性病变？ 2016 年 5 月 28 日行腹部 CT 示：胃小弯侧胃壁见团状软组织密度影呈菜花样突向胃腔，内部密度不均匀。2016 年 6 月 3 日行胃 X 线检查：胃呈"钩"型，胃体小弯侧隐约见不规则软组织团块影，充盈像见充盈缺损区，大小约为 49mm×41mm，胃窦部管壁僵硬，扩张不良，局部蠕动波消失，幽门开放时间略延迟。印象：胃体小弯侧占位，胃窦部占位不除外。因患者年事已高，未做病理检查。因相信中医而寻求中医治疗。

证候：食后脘腹胀满不舒，烧心，偶有泛酸，咳痰，口干渴，舌红，苔薄黄，脉滑。

辨证分析：痰瘀阻膈，气机失调。

治则：化痰启膈，调畅气机。

先以自拟"启膈方"化裁施治。

至 2017 年 2 月 22 日四诊，仍有乏力纳差，多食则脘胀，排便不爽，舌红，苔薄黄，脉缓。

辨证分析：脾胃虚弱，气虚失运。

治则：健脾益气。

处方：补中益气汤加味。

生黄芪 15g，白术 10g，陈皮 10g，升麻 10g，柴胡 10g，党参 15g，生甘草 10g，当归 10g，茯苓 15g，山药 30g，鸡内金 10g，枳实 8g，浙贝 10g。

2017 年 3 月 9 日复诊，上症减轻，其后分别于 2017 年 6 月 9 日、8 月 24 日、12 月 21 日以及 2018 年 2 月 7 日复诊，均以补中益气汤加减施治，自觉症状减轻，停药半年。

2018 年 10 月 25 日，停服中药半年后复诊。证候：排便欠爽，偶咳，食可寐安，舌红苔白，脉滑。仍以补中益气汤为基础化裁施治。

至 2020 年底追访：患者已 94 岁高龄，自 2016 年 5 月 28 日发现"胃内占位"，6 月 7 日开始服用中药。最开始服用中药 1 个月，患者最明显的可喜之处就是食欲大增，且诸症大减。最初半年里患者坚持每天吃药，后来随着诸症几无且饮食良好，精神面色一如常人，就改为隔日一剂，再后来还停药半年，停药期间也是一切正常，为了进一步巩固病情和良好的生活质量，后来一直间断服用中药，情况良好。2018 年 12 月 7 日复查腹部 CT 示：胃内见菜花状软组织密度影，密度不均，截面约 41mm×38mm，局部胃壁增厚，考虑胃内占位，较 2016 年 5 月 28 日检查稍减小。追访至 2022 年 6 月，胃病已 6 年。患者 96 岁高龄，胃病得到了控制。

当然，如何"开渠""汇流"尚需深入研究。

著书立说难于十全，东垣著述亦如此。

这是因为"从古立言，止就一端而论"（《张氏医通》），"一端"之外，议其不全予以补充，亦有开"渠"意义。王孟英之《医砭·序》云："医而受砭则病去，医必病去，而后可以去人之病；医而不受砭则病锢，医之病锢，而谓能去人之病，不已慎乎！"

对于补中益气汤，一些医家也多有议其不全的，有云：东垣专事升阳，洄溪、章杏云皆非之。《景岳全书》云补中益气："实有不散而散之意……若全无表邪寒热，而但有中气亏甚者，则升柴之类，大非所宜。""即曰此汤以补剂为主，而惟借升、柴以引达清气，不知微虚者犹可出入，大虚者必难假借。"又云"今人以劳倦伤阴而精血受病者为尤多，芪、术亦有不相宜者"，故制理阴煎，以熟地、当归、炙甘草、干姜或加肉桂并附加减法，以治脾肾中虚，真阴虚弱宜温润者用之，景岳之论可以说为补中益气汤之外的又一途，亦可说又开一渠。再者，如东垣清暑益气汤，实参洁古"肺主气，夏热火盛灼金则肺多伤而气虚"之论而设，徐灵胎则批其"杂出不伦，古人制方之义至此而尽，医道之一厄也"，王孟英则云"有清暑之名，无清暑之实"，乃气虚湿盛，兼吸微暑也可用，体实脉盛而虽虚不甚及津涸烦渴多火者不可用。又云：伤暑倦怠投参、麦、五味立效，然必审其无外感也，若有暑邪，一投立危，并另拟一清暑益气汤。思之，灵胎之语实有所偏激而王孟英之清暑益气汤确较优，但其暑当清、气当益则源于东垣之论，况方名亦同。再者东垣之半夏白术天麻汤治痰厥头痛，实参洁古天麻半夏汤之意而拟，言痰厥头痛非半夏不能疗，风虚内作非天麻不能除，实亦遵洁古之论，而《医学心悟》之半夏白术天麻汤则较东垣方为简，但半夏天麻之用则同于东垣之论，且方名亦与之同，此亦可谓"开渠"补全之举。

（3）汇"溪"成"江"：①中气下陷与大气下陷之离合；②益气与助阳；③气

之升与降的统一思考；④益脾胃之气与养脾胃之阴；⑤补中益气汤之医案思考。

（二）东垣临床运用《内经》理论，也有"开渠"

（1）源流：如《内经》之"九窍不利，肠胃之所生也"。

（2）开渠：《脾胃论》有"脾胃虚则九窍不通论"，临床治疗二便异常，特别是在风类药的运用上（《医学启源》之"药类法象"，将荆芥、防风、羌活、独活、柴胡等列于"风升生"中，严格讲这些药功用上不单是"风类"，为简便姑且如此称之）有突出认识。以小便言之，通气防风汤下：《脉经》云"小便数而欠者，风热乘其肺，使肺气郁甚，当泻风热，以通气防风汤主之"，"如小便遗失者，肺气虚也……以黄芪人参类补之"。羌活胜湿汤下云：小便淋溲者，邪在少阳、厥阴，亦用太阳经药，更加柴胡半钱。并云：肾肝之病，同一治，为俱在下焦，非风药行经不可。"肾之脾胃虚"治验："体重，肢节疼痛，大便泄并下者三，而小便闭塞"，此大便泄而小便闭塞，治以升阳之药，羌活、独活、升麻各一钱，防风、炙甘草各半钱，服之，一服乃愈，言大法"寒湿之胜，助风以平之"，"下者举之，此得阳气升腾故愈，是因曲而为之直也"。此小便"遗失""淋溲""数而欠""小便闭塞"均用风类药。还有一途，《兰室秘藏》之"小便淋闭论"言"易上老云，寒在胸中，遏绝不入，热在下焦，填塞不便，须用感北方寒水之化，气味俱阴之药，以除其热，泄其闭塞"，而拟通关丸，一名滋肾丸，黄柏、知母、肉桂组方，治热在下焦之小便闭，又对邪热在上焦气分，渴而小便闭涩不利用清肺饮子，血涩气不通而窍涩之，小便闭塞不通用导气除湿汤，二途可以说为小便异常之治开了两大渠道。

以大便异常言之，黄芪人参汤下言：大便"如不利者，非血结，血秘而不通也……只常服黄芪人参汤，药只用羌活、防风各五钱，二味㕮咀，以水四盏煎至一盏，去渣，空心服之，其大便必大走也，一服便止"，用风类药量之大在东垣方中是少见的，而其效甚捷，值得研究。

"肠澼下血论"中升阳除湿防风汤下言"如大便闭塞，或里急后重，数至圊而不能便，或少有白脓或少有血，慎勿利之……以升阳除湿防风汤，举其阳则阴气自降矣"，同时指出"如此证飧泄不禁，以此药导其湿，如飧泄及泄不止，以风药升阳"，又显示了用风类药的双向调节作用。

东垣用药可以说启后人之思，如：《里中医案》治小便癃涩案，痰火喘嗽小便癃闭，脉右寸独大，辨为金燥不能生水而以生脉散加紫菀一剂而溲如泉涌。

再接上文东垣应用风类药言之，余临床所验，有的风类药组成的小方疗效确切，灵活运用会引发"开渠"，例如选奇汤，《兰室秘藏》《东垣试效方》均有记载，以之治眉棱骨痛，其效可靠，思之有"镇痛"之功，再思之风性善动，"动乃风症"，以此方加秦艽、川芎治疗睑痉挛，疗效颇佳，并化裁治愈"频频点头"患者，又思其有"缓急"之功，以之合牵正散治口眼㖞斜（㖞斜者，面一侧为"缓"，另一侧则为"拘急"也）疗效甚于单用牵正散，原觉口眼㖞斜以早用该方为佳，近日治一肾病综合征患者王某，面瘫 4 年，多法（包括针灸、外用药）治之无效，以该法治之，服药 1 周症状大减，3 周竟几愈。

（3）汇"溪"成"江"：洁古"风升生"的临床研究。

医案：非霍奇金淋巴瘤案

东某，女，62 岁，河北省某机关干部。

病情简介：患者 2007 年 10 月 23 日在某部队医院体检，CT 报告：考虑肝脏多发转移瘤，最大者 7.0cm×4.0cm。继之又在河北省某医院做 PET 检查，提示右甲状腺结节，行手术，术后甲状腺功能检查无异常，病理示弥漫性大 B 细胞性淋巴瘤，赴北京某医院进一步检查。11 月 27 日 CT 示肝内多发肿瘤，最大者 11.0cm×7.0cm，确诊为非霍奇金淋巴瘤 Ⅳ 期。

就诊日期：2009 年 2 月 21 日。

2009 年 2 月 1 日至 11 日又进行了一次化疗。

证候：胃痛，食后胃胀，呃逆，乏力，伴有心悸气短，脉缓，舌淡苔白。

辨证分析：脾胃虚弱，肝脾失调，阴阳失和。

治则：健脾胃和阴阳，佐以疏肝理气。

处方：四君子汤合小建中汤化裁。

党参 10g，白术 10g，茯苓 30g，生甘草 10g，清半夏 10g，陈皮 10g，竹茹 10g，桂枝 10g，白芍 10g，全蝎 6g，柴胡 10g，厚朴 10g。水煎服。

患者脾胃受扰，胃失和降，肝脾失调。拟方含小建中汤以缓急止痛，含夏陈六君子汤以健脾胃、降逆止呕，含柴芍六君子汤以疏肝理气、健脾和胃，方中含方，并行而不悖。

小建中汤少佐全蝎以通络止痛为笔者治疗脾胃虚弱，阴阳失和之脘腹痛的经验方，临床应用，疗效可靠。

服上方后诸症减轻，以四君子汤为基础方随证加味调理，至 2009 年 4 月初，诸症好转而停药（其间对合并之肝功能损伤、高尿酸血症、末梢神经炎等，均以中药治疗而愈）。停药后，多次进行相关检查均未见异常。随访多年，病情无复发，自疾病确诊已生存 10 年余，未再追访。

（三）抓"点"谋"开渠"

（1）源流：东垣对一些药物的应用也值得思考引申。如生甘草、炙甘草并用，生地黄、熟地黄并用等，均值得扩容探之，对一些药物还应注意抓"点"，在其运用之外求应用。

（2）开渠：如《脾胃论》载方神保丸，由木香、胡椒各二钱五分，巴豆十枚，干蝎七枚组方。笔者注意到：一为治"痛"甚广，所论涉及心膈痛、腹痛、血痛、肾气痛、胁下痛；二为重用干蝎。

《脾胃论》中"用药宜禁论"谈到：又如脉弦而服平胃散，脉缓而服黄芪建中汤，乃"实实虚虚，皆所当禁也"（东垣著作中有言：脉弦为气弱，脉缓为湿胜），提示胃虚者黄芪建中汤之用法。考虑上述几点，余临床对脐腹痛，适于小建中汤证者以小建中汤加全蝎屡获佳效。

（3）汇"溪"成"江"：对用药抓"点"，引申出新。

中医学术的发展，常需多"开渠"，所谓开渠注水则成溪，而汇溪则成江，成江则扩容而有新的色彩发人思考。如补中益气汤属补法，而朱丹溪治妊娠转胞尿闭，则用补中益气法，服药后探吐而获效，使补法与吐法汇流了，正所谓学术发展的生命力就在于积跬步而至千里，汇溪流而成江河。

余尝言研究医家学术，读其著述需思考：①是什么（学术内容）？②为什么（所言之论）？③怎么样（结合临床识其价值）？④怎么办（应该干什么）？怎么办，贵在开渠道注水，汇溪而成流，不做学术的"复印机"，争做如悟空之金箍棒，可谓"易水学派"学术研究之一法也。

第五篇

破难六字箴

——学、疑、思、用、悟、砭

学

学是临证的基础，既要"学进去"，更要"学出来"（"脱框"创新）。笔者在易水学派多次学术研究中提了些关于"学"的认识，兹再就仲景著作学习例言之，除通常所学之外，余尚谈几点。

（一）从学习的非"热门"中探索

如对仲景精神的学习，一般较少论及，从仲景自著《伤寒论》序分析体现之精神如下。

（1）"感往昔之沦丧，伤横夭之莫救"，一"感"一"伤"，为医之道也。

（2）"勤求古训，博采众方"，为医之基也。

（3）"留神医药，精究方术"，学术之继承与精研，"上以疗君亲之疾，下以救贫贱之厄，中以保身长全，以养其生"，治病之众也。

（4）"怪当今居世之士……但竞逐荣势，企踵权豪，孜孜汲汲，惟名利是务"，抨击时弊以洁身自好也。

（5）"卒然遭邪风之气，婴非常之疾，患及祸至，而方震栗，降志屈节，钦望巫祝"，信巫不信医之祸患也。

（6）"进不能爱人知人，退不能爱身知己"，进退之间显精神。

（7）"虽未能尽愈诸病，庶可以见病知源，若能寻余所集，思过半矣"，为医者操行自谦也。

（8）"自非才高识妙，岂能探其理致哉"，为医之素质也。

（9）"观今之医，不念思求经旨，以演其所知，各承家技，终始顺旧"，批评为医之"自固"无创造性思维。

（10）"省疾问病，务在口给"，批评诊病不详。

（11）"相对斯须，便处汤药"，批评仓促应对，忽视分析判断。

（12）"按寸不及尺，握手不及足，人迎趺阳，三部不参，动数发息，不满五十"，缺乏为医诊病的基本功。

（13）"短期未知决诊，九候曾无仿佛，明堂阙庭，尽不见察，所谓窥管而已"，草率应诊，难得其全。

（14）"夫欲视死别生，实为难矣"，管窥之见，何以愈病。

（15）"孔子云：生而知之者上，学则亚之，多闻博识，知之次也。余宿尚方术，请事斯语"，"大道"之思，为也。

一则《伤寒论》序，可谓字字体现了仲景之精神，伟大的精神才会造就伟大的学术成果，吾辈自当细细揣摩，探索其精，师之而行也。

（二）从常论的细处探索

如桂枝汤服法。

《伤寒论》条文："桂枝汤方：桂枝三两（去皮），芍药三两，甘草二两（炙），生姜三两（切），大枣十二枚（擘）。"

"上五味，㕮咀三味，以水七升，微火煮取三升"，方中行曰："微火者取和缓不猛而无沸溢之患也。""微火"者，显示了煎药之时间，非单为"无沸溢"。"去滓，适寒温，服一升"，即一剂药之1/3。"服已须臾，啜热稀粥一升余"，须臾者短时也（1小时之内，佛家《僧只律》中有一"瞬"、一"罗予"、一"须臾"的时间说法）；啜，"大口饮也"（方中行曰），实则饮时无缓与"热"粥相合，"逼汗"之措也，故"助"药"力"，有言"汗"源于"谷气"，啜粥以助"汗源"者，则"绕弯"了；何种粥？柯韵伯谓"惟粟米粥能畅胃气"，小米粥亦可。"温覆令一时许"，一个时辰2小时，非短时也。"遍身漐漐微似有汗者益佳"，遍身者注意"手足心"当汗，为汗出之彻；"漐漐微似有汗"，非大汗，"漐漐""微""似"皆隐其汗况。有外感发热而服吲哚美辛等西医解热药者，汗非良法也，故常有汗退热复之况，亦如桂枝汤服法所云"不可令如水流漓，病必不除"。"若一服汗出病瘥，停后服，不必尽剂"，中病即止也。"若不汗，更服依前法，又不汗，后服小促其间"，"促"字提示了"短时"接连服之。"半日许令三服尽"，半日乃6个时辰3服尽，1剂每2个时辰（4小时）服1次。"若病重者，一日一夜服，周时观之"，24小时内密切观察，夜服在何时？子时为宜。"服一剂尽，病证犹在者，更作服；若不汗出，乃服至二三剂。""禁生冷、黏滑、肉面、五辛、酒酪、臭恶等物。"五辛：《本草纲目》为大蒜、小蒜、韭、胡荽、芸薹；《堵昌胤达生录》为葱、蒜、薤、韭、姜；《风土记》中葱、蒜、韭、蓼、蒿芥为五辛盘；《外台》方后云：忌海藻、生葱、菘菜等。此论不必拘泥，一者发热患者口味食欲大都不佳，哪有心思去思食上述食物呢；二者有些并非禁忌，如姜、葱，经云"辛甘发散为阳"，不但不禁，反而可取，桂枝汤中就有生姜；三者不过提示当以清淡饮食为佳，小口频饮水，食稀粥为宜。

一个桂枝汤的服法就有上述许多值得思考之处，且提供了许多临床思路，而且遵之则实用有效。比如提出的温覆、食粥、不汗则服药小促其间均为助汗措施。引申之，《温病条辨》银翘散之服法："病重者，约二时（4小时）一服，日三服，夜一服；轻者三时一服，日二服，夜一服；病不解者，作再服。"余以为夜一者，子时服为宜。王好古之《海藏治验录》有医案，夜服："宝丰弋唐臣，时始冠，平日饮食嗜冷，久遂成阴证，脉迟七八至一止，二三日后脉仅三至。余亟进温热之剂数服，四五日不解，遂续夜半一服，昼三夜一，脉颇生。一夕误阙其药，明旦证遂增剧，复连进前药，七日兼夜，脉生，大汗而解。人问其故，余曰：人与天地同一气耳。阳病昼剧而夜宁，阴病夜剧而昼宁，各从其类而化也。今病阴极至夜尤甚，故令夜半服药。何以然？所以却类化之阴，而接子后所生之阳，则阴易退而阳易生矣！"可见，夜半服药是有依据的。所谓"天之六淫能伤人正气，而天之十二时又能助人之正气也"（陈修园），此则与桂枝汤服法何其相似乃耳。有鉴于此，笔者将银翘散加味称曰银翘法，服药方法即遵此，验之临床，屡获佳效。桂枝汤服法中有时一个字就有"点睛"之效，这在仲景著作中是不乏实例的。如桂枝加厚朴杏子汤，《伤寒论》条文："喘家作桂枝汤，加厚朴杏子佳。"一个"家"字示"不同泛常人之一例也"，又一个"佳"字提示"厚朴杏子"之"好"也。余因此变通应用，取效甚尤。

验案举隅

桂枝加厚朴杏子汤案

杨某，男，65 岁，河北省石家庄市某单位职工。

【初诊】2014 年 12 月 21 日。

主诉：发热 20 日。

现病史：患者因患胃大 B 细胞淋巴瘤 6 个多月，已进行 4 个疗程化疗，发热 20 日，每日夜半后发热，体温最高可达 38℃左右，用抗生素并且对症治疗，发热不退。胸部影像学检查：肺间质纤维化，怀疑肺部感染。

证候：发热起于夜半，稍恶寒，饮热水后可汗出而热退，翌日发热复起，乏力，纳差，泛酸，稍咳，吐白痰，脉滑，偶有结脉，舌红，苔白。

辨证分析：太阳中风，肺失宣降。"热型"为太阳中风，咳虽不剧，结合肺部影像学检查，类似于"喘家"。

治则：解表，利肺，降气。

处方：桂枝加厚朴杏子汤加味。

桂枝 10g，白芍 10g，甘草 10g，厚朴 10g，杏仁 10g，浙贝母 10g，生姜 3 片，大枣 7 枚。

水煎服，每日 1 剂，分 2 次服。

【复诊】2014 年 12 月 26 日。

服上方 2 日，发热好转已 3 日。

（三）从隐义中探索

如"濈然汗出"与"漐漐汗出"。《伤寒论》中多处谈及"濈然汗出"和"漐漐汗出"，对此，医家是如何注释的呢？

阳明病185条："本太阳初得病时，发其汗，汗先出不彻，因转属阳明也。伤寒发热无汗，呕不能食，而反汗出濈濈然者，是转属阳明也。"程郊倩注："辛热之药性，反内留而助动燥邪，因转属阳明。""大便结燥于内。""濈濈，连绵之意，俗云汗一身不了，又一身也。"

188条："伤寒转系阳明者，其人濈然微汗出也。"（《千金翼》"微"作"后"）汪苓友注："热蒸于内……汗虽微而腑实之证的矣。"

191条："阳明病，若中寒者，不能食，小便不利，手足濈然汗出，此欲作固瘕，必大便初硬后溏。所以然者，以胃中冷，水谷不别故也。"黄坤载注："手足阳泄而濈然汗出。"柯韵伯注："凡身热汗出不恶寒反恶热，称阳明病。今但手足汗出，则津液之泄于外者尚少。"程郊倩注："此之手足濈然汗出者，小便不利所致，水溢非胃蒸也。"

192条："阳明病，初欲食，小便反不利，大便自调，其人骨节疼，翕翕如有热状，奄然发狂，濈然汗出而解者，此水不胜谷气，与汗共并，脉紧则愈。"成无己注："热气散漫不实者，必待汗出而愈，故云濈然而汗出解也。"

208条："阳明病。手足濈然汗出者，此大便已硬也，大承气汤主之。若汗多，微发热恶寒者，外未解也，其热不潮，未可与承气汤。"尤在泾注："若手足濈然汗出者，阳明热甚，大便已硬。"方中行注："手足濈然汗出者，脾主四肢而胃为之合，胃中热而蒸发，腾达于四肢，故曰此大便已硬。"徐灵胎注："四肢为诸阳之本，濈然汗出，阳气已盛于土中矣，以此验大便之硬。"

216条："阳明病，下血谵语者，此为热入血室，但头汗出者，刺期门，随其实而泻之，濈然汗出则愈。"

230条："阳明病，胁下硬满，不大便而呕，舌上白苔者，可与小柴胡汤。上焦得通，津液得下，胃气因和，身濈然汗出而解。"张令韶注："三焦通畅，气机旋转，身濈然汗出而解也。"

152条："太阳中风，下利，呕逆，表解者，乃可攻之。其人漐漐汗出，发作有时，头痛，心下痞硬满，引胁下痛，干呕，短气，汗出不恶寒者，此表解里未和也，十枣汤主之。"尤在泾注："若其人漐漐汗出而不恶寒，为表已解。"

220条："二阳并病，太阳证罢，但发潮热，手足漐漐汗出，大便难而谵语者，下之则愈，宜大承气汤。"成无己注："一身汗出为热越，今手足濈然汗出是热聚于胃也……经曰：手足漐漐而汗出者，必大便已硬也。"

分析医家的注释基本落在汗出之"因"上，而未涉及汗出之"势"（仅程郊倩释185条谈了"濈然"乃连绵之义），但"濈然汗出"与"漐漐汗出"其"势"是有区别的。考之，"濈然"有"迅疾貌"，曹植之《七启》曰"濈然凫没"，而"漐漐"则"蛰伏貌""小雨不辍也"。上述《伤寒论》条文言"濈然汗出"者，基本是"热蒸""热泄"（阳泻）"阳盛于中"。185条是对比言，前言"先汗出不彻"，后云"反汗出濈濈然"。188条言"微汗出"，而《千金翼》"微"作"后"则可取（思之"微"汗出是汗出之"量"亦非汗出之"势"）。而言"漐漐汗出"者，在"汗出发作有时"及"发潮热"，其"势"非如"濈然汗出"。一字之差足见仲景观察症状之精细也。据此联想《素问·经脉别论篇》有"故饮食饱甚，汗出于胃，惊而夺精，汗出于心，持重远行，汗出于肾，疾走恐惧，汗出于肝，摇体劳苦，汗出于脾"，亦有"濈然"（汗出胃、心、肝）与"漐漐"（汗出肾、脾）之势异。

（四）从新知识领域探索

比如余曾撰文言《伤寒论》为运用"模糊数学"的佼佼者，分析《伤寒论》条文蕴有高等数学，当多学科协作，引申探索。

疑

解疑释惑才能得真知灼见，善疑需要有活跃的思维，白沙学派陈献章言"前辈谓学贵知疑，小疑则小进，大疑则大进，疑者觉悟之机也"。以余之体会，有些经典著作中的疑点并非源于著作者，常源于一些注释，这就要推敲，勿人云亦云而成俗，仍以仲景著作为例。

（1）疗痛：非单指绵绵而痛，考证"疗"字，绞痛亦可。

（2）缓急：非或缓或急，考证之当为困厄迫急。

（3）当归芍药散："妇人怀妊，腹中疗痛"，有版本为"妇人妊娠"，考"娠"字之义本言可取。

（4）脏躁：对"躁"字，一般从病机上解，如"子宫虚受风化热"（尤在泾），"妇人血虚子脏干燥"（李彦师）。余以为还应落在证候上，即"躁扰不宁"之状。上述疑处在本著作中皆有医案附之。

（5）关于百合病：古代医家认为"即因百合一味而瘳此疾，固得名也"。亦如《素问·疏五过论篇》所云："不知病名。"分析证候及相关医案思之：该病症状多而不定（所以如有神灵者），症状出现虽多，所谓"诸药不能治"，且病程可以很长，但并不"危"。又随情志而变，《张氏医通》所载内翰孟端士尊堂太夫人医案，病年余诸药无效，而"端士请假归省，欣然无药而康"。何病会如此呢？多为情志病也。亦如西医所云"心因性疾病""官能性疾病"，考虑到此点，识病的范围就扩大了。言"百合病者"亦非单因"百合"有效。再思之，"因百合一味而瘳此疾"，不应拘于"百合"这一味药而应考虑其功效，在于百合体现的治则。如百合之"安心，定胆，益智，养五脏"（《日华子本草》）；"清痰火，补虚损"（《本草纲目拾遗》）；"补中益气"（《神农本草经》）。明此，据证选药就不一定非死守"百合"了。推而思之，百合病亦非疑难病了。

思

《说文·心部》："思，容也。"《尚书·洪范》："思曰容，言心之所虑，无不急也。"张舜徽曰："思之言丝也，谓纤细如丝，连续不绝也。"兹例举脉诊为例言思。

脉诊作为中医的特色诊法，历来为中医所使用。脉诊问题是一个较大的课题，医家有众多的论述，笔者自感似乎无隙插言，但就临床体会，特别是恶性肿瘤、疑难病证的治疗确觉有可言之点，故小言之。

（一）脉诊应注意精细、精准

《素问·脉要精微论篇》言"微妙在脉，不可不察"，许胤宗曰"脉候幽微，苦其难别"，俱言脉诊要精细。分析不精细者有二：一为所言脉象与治疗方药欠吻合，甚至不吻合。再者为"凑"一个脉，比如见到一些文章中的医案，有就诊时间、症状等，而后言脉结代，这就有问题了。结为止无定数，代为止有定数，且症状轻重有别，有言"结生代死"者是其一。同一患者，同一短暂诊脉时间，怎么会又结又代呢？大概是套了《伤寒论》原文"伤寒，脉结代，心动悸，炙甘草汤主之"。《伤寒论》此言结代是或结或代，而不是结代并居，此文之后，随之仲景即言了结、代的表现，显而易见，言结代者有凑脉之嫌。

脉诊之不精准处在于把脉诊搞得太复杂甚至有些"花哨"，集中反映在相兼脉上，诸如脉弦细、脉弦滑、脉弦细滑之类，几乎成了俗见之脉。这种相兼脉何为"主体"？且不同脉象一般有不同的主病，因而有不同的处方用药，推敲一些言相兼脉之医案，处方用药又常与脉欠吻合。笔者不便对上述言脉否之，但却要精准剖析。思笔者初临床时，对一些患者，尤其病情不重的常见病患者，脉象如何？常有"心中不了了"，指下"更难明"之觉，写上个脉就是弦细、弦滑、弦细滑了。有时感觉到因弦脉、细脉宽窄（或曰脉道充盈）类似（都不足），但力度有别，弦如弓弦，细如丝，弦之力度大于细，诊脉感觉为弦但力度又差些，就曰弦细了；感觉为细但力度又大些，就曰细弦了。不过思之，依《濒湖脉学》二脉主病不同，"弦应东方肝胆经，饮痰寒热疟缠身"，"细脉萦萦血气衰，诸虚劳损七情乖"，那二脉相兼又该如何用药呢？随着临床之思考，特别是恶性肿瘤、疑难病证治疗，才感到应分清脉之"主体"。历代医籍也有相兼脉，相兼之处后文佐言之。《脉学指南》云："上古脉诊，如浮沉迟数等，名目不多，而病情无遁。后世胪列愈伙，指下愈乱，似精反粗，欲明反晦，盖求迹而不明理之过也。"确为至理之言。

（二）对中医论著之言脉要注意分析、对比

中医论著，经典著作也好，名家著作也好，多有言脉内容，分析之，可谓同中有异、大同小异，而对小异之处，确要分析、比对。

1.《内经》之脉

《内经》言脉可谓中医脉诊之始祖。《脉要精微论篇》《平人气象论篇》《玉机真脏论篇》均有较多描述，其他篇也有涉及脉，小言之有以下几点。

（1）"持脉有道，虚静为保"，虚静之以"人之神"察"脉之神"。《诊家枢要》云："脉贵有神，东垣曰：不病之脉，不求其神，而神无不在也；有病之脉，则当求其神之有无。"把脉搞得太繁杂，何以求其神？

（2）脉贵有胃气，所谓"无胃曰死"，何谓有胃气？吴崑曰："冲和之名。"姚止庵曰："和缓，所谓脉有胃气是也。"《玉机真脏论篇》曰："脉弱以滑，是有胃气，命曰易治。"弱以滑者，柔和而流利充盈也。

（3）脉随四时而更代，如春弦、夏洪等。《宣明五气篇》有"少阴脉至，乍数乍疏，乍短乍长"，姚止庵云："此言人之脉气，必随天地阴阳之化而为之卷缩也。"说明正常人的脉是有动态变化的。

（4）《内经》中提到一些相兼脉，如《脉要精微论篇》中的"搏坚而长……其耎而散者""脉沉细数者，少阴厥也；沉细数散者，寒热也；浮而散者为眴仆""诸细而沉者皆在阴……数动一代者，病在阳之脉也……涩者阳气有余也，滑者阴气有余也"；《平人气象论篇》中的"寸口脉沉而坚者……寸口脉浮而盛……寸口脉沉而弱……寸口脉沉而横……寸口脉沉而喘""脉盛滑坚者……脉小实而坚者……脉小弱以涩……脉滑浮而疾者……脉急者……缓而滑……盛而紧""春夏而脉瘦，秋冬而脉浮大，命曰逆四时也"。其相兼均基本落在浮沉、至数及脉力上，至于《玉机真脏论篇》所云之真脏脉也基本体现于无柔和、无力、至数混乱。《平人气象论篇》言死脉："人一呼脉四动以上曰死，脉绝不至曰死，乍疏乍数曰死。"也是定在脉的至数、有无及脉之混乱中。有时《内经》所言脉象，如"累累如连珠""喘喘连属""厌厌聂聂""如循鸡羽""如鸡践地""如鸡举足"等，其形抽象，仅察其论，难于体会，其实分析之，其要点亦均在浮沉、至数、脉力上。以上所论，对诊脉之精细、精准可提纲挈领。

2. 仲景言脉

张仲景是十分重视脉诊的，六经病均冠某病脉证并治，脉与治相吻既是脉诊

的基点，也是衡量诊脉准确与否的标准。分析仲景著作小言几点。

（1）脉象丰富。《伤寒论》398 条有 151 条涉及脉象，脉象有浮、沉、迟、数、虚、实、滑、涩、大、小、长、短、缓、疾、促、结、代、弦、紧、动、芤、洪、细、微、弱等 25 种。

（2）诊脉非单诊寸口，尚有人迎部、趺阳脉、太溪部，亦涉及"虚里""脐下"。

（3）仲景言脉有时一脉对应不同证候，有时不同脉象对应同一方证，此时脉与症在治疗中的"权重地位"也就不同了。虽权重地位不同，但基点是明确的，亦如柯韵伯所言："盖仲景凭脉辨证，只审虚实，故不论中风伤寒，脉之浮紧，但于指下有力者为实，脉弱无力者为虚。"《内经》之《脉要精微论篇》又言："察之有纪，从阴阳始。"仲景脉法，以浮大数动滑为阳，沉涩弱弦微为阴。

（4）分析仲景著作之相兼脉，多表现在浮沉、至数和虚实上，仲景著作未见弦滑脉，弦细脉二见，一为仅见之，即《伤寒论》265 条："伤寒，脉弦细，头痛发热者，属少阳。"尤在泾释曰："此脉弦细，仅为少阳所独有。"一为《金匮要略》："太阳中暍，发热恶寒，身重而疼痛，其脉弦细芤迟。"柯韵伯曰："弦细芤迟，不得连讲……或弦细，或芤迟，皆是虚脉，如脉浮而紧者曰弦，弦而细则为虚矣。"细滑脉一见，《金匮要略·痰饮咳嗽病脉证并治》："脉浮而细滑，伤饮。"尤在泾曰："伤饮，饮过多也，气资于饮，而饮多反伤气，故脉浮而细滑，则饮之微也。"此亦为笔者认为相兼脉之言应精准的启示。

3. 再言《濒湖脉学》

《濒湖脉学》为习医者善读本，条理较清，也便于记忆，足见李时珍用心之良苦。但分析之，有几点值得斟酌。

（1）有的脉形与仲景所言不同。

如弱脉。《伤寒论》42 条："太阳病，外证未解，脉浮弱者，当以汗解，宜桂枝汤。"98 条："得病六七日，脉迟浮弱。"《濒湖脉学》："脉来无力按之柔，柔细而沉不见浮。"引《脉经》："按之乃得，举手无有。"《濒湖脉学》之弱脉是不见"浮"的。

如微脉。《伤寒论》61 条："下之后……脉沉微。"124 条："太阳病六七日，表证仍在，脉微而沉。"《濒湖脉学》："微脉轻微瀌瀌乎，按之欲绝有如无。"引《脉经》："极细而软，按之如欲绝，若有若无。"《濒湖脉学》之微脉是不"沉"的。

仲景言微弱脉可相兼，如 27 条："太阳病……脉微弱者……宜桂枝二越婢一汤。"38 条："太阳中风……若脉微弱……此为逆也。"139 条："太阳病二三日……脉微弱者，此本有寒分也。"可见，仲景言微弱全在正邪之虚实上，所谓"脉微者邪气微"（成无己《注解伤寒论》23 条）。

大脉。《金匮要略》："脉大为劳，脉极虚亦为劳。"《濒湖脉学》无大脉，但弦脉主病诗却有"大小单双有重轻"。

（2）就脉象主病而言，《濒湖脉学》与仲景著作亦有不同之处。

如缓脉。《伤寒论》39 条："伤寒，脉浮缓，身不疼，但重，乍有轻时，无少阴证者，大青龙汤发之。"38 条："太阳中风，脉浮紧，发热、恶寒、身疼痛，不汗出而烦躁者，大青龙汤主之。"此二条思之：①症的权重地位大；②主体在"浮"，与大青龙汤"当发其汗"相合。仲景文："病溢饮者，当发其汗，大青龙汤主之，小青龙汤亦主之。"《濒湖脉学》则云"浮缓为风"，"浮紧表寒须发越"。

滑脉。《伤寒论》138 条："小结胸病……脉浮滑者，小陷胸汤主之。"140 条："太阳病，下之……脉沉滑者，协热利，脉浮滑者，必下血。"成无己注曰："邪盛而实故脉滑。"《三因方》曰："脉沉滑，里有热也。"《金匮要略》："跌阳脉浮而滑，滑则谷气实，浮则汗自出。"《濒湖脉学》则云："滑脉为阳元气衰。"

对医著脉诊这些不同处要分析、比对，结合临床才会有自己的认识而取舍。笔者对上述不同点，还是取仲景所言，这是因为，分析《濒湖脉学》所言脉象，基本是参考了《脉经》，个别地方引用了《素问》和仲景之言，可以说带有综述性质，李时珍未必都亲自摸过二十七部脉，何以言之？分析《濒湖医案》463 案，而有脉者仅 22 例，且包括其他医家所诊脉，时珍诊之脉仅 9 例，分别为：脉浮洪；脉伏；脉大无伦；脉六七至而涩，寸稍大，尺稍小；脉沉伏；脉浮而缓；脉沉而滑；脉沉而大；六脉沉数有力。不难看出医案中脉诊的地位及繁简，但这并不影响《濒湖医案》的参考价值。《重订通俗伤寒论》曰："故俞东扶谓，治病之难，难在识证，识证之难，难在识脉，良有以也。窃为吾国诊断学，以切脉居其末，非谓脉不可凭，谓仅恃乎脉而脉无凭，徒泥乎脉而脉更无凭……虽脉象无定，而治法在人，自不为脉所惑矣。"言之有理也。

4.医家言脉之"脱框"者

医家言脉大多遵循一个框架，但也有"脱框"者，如周学海之《诊家直诀》二十四象汇通：浮沉、迟数、强弱、刚柔、滑涩、断续、长短、高深、厚薄、宽窄、散敛、粗细。再有大多诊脉多取浮、中、沉（所谓胃、神、根），而《文魁脉学》却依"浮、中、按、沉"，这些"脱框"之举却大有分析参考价值。

（三）危重症、疑难病脉诊最重要

（1）危重症、疑难病（包括恶性肿瘤）治疗中脉诊权重地位最大，但体察诊脉却并不十分困难。《医林改错》云"诊脉断死生易，知病难"，确为至理名言。

笔者临床运用王清任之方，如身痛逐瘀汤、少腹逐瘀汤、黄芪甘草汤等疗效颇佳，而且有许多引申应用。《医林改错》载方均无脉诊，王清任不重视脉诊吗？非也。《医林改错·气血合脉说》已有论及，从脉象而言，慢或急，实大有力或虚小无力，或似有似无，或细小如丝，或指下乱动，或按之不动忽然一跳，其言简而易明，无非落在脉的至数、力量、间歇有无上，其言符合临床实用。

再如张锡纯言"不病而卒死"不少与"大气下陷"有关，而大气下陷的要点之一是脉力不足、脉率迟，和（或）脉律紊乱，而脉律紊乱以脉力不足为基础。医案中不少大气下陷证是心脏疾患，如某人喘不得卧，假寐片时气息即停，心下突然胀起，急呼醒之，连连喘息数口气息稍续，其脉乍有乍无，寸关尺三部或一部独见或两部同见，"又皆再动而止"，以后脉又出现"六脉有雀啄之象""叁伍不调"。

（2）新冠的发生，提醒我们要注意研究历来中医的有关论述，脉诊也是其一。举疫疬病而言，笔者摘录《名医类案》《续名医类案》涉脉诊者计17例，皆为重症难症。出现脉象如下：①六脉俱微数，极无伦次，又若游虾状；②脉细如蛛丝；③脉沉而散……脉随脱；④脉洪大而空；⑤脉洪大躁疾而空；⑥脉浮数而微（皆施以补）；⑦⑧六脉洪大；⑨脉左关弦数，右关尺沉数有力；⑩脉紧小而急；⑪左脉弦数而无力，右脉再倍于左；⑫脉大而数，右关为甚；⑬左手稍平，右三部洪数；⑭关脉洪大，其余皆伏；⑮六脉隐而不常；⑯六脉洪数；⑰脉左浮而弦数，右洪长而数（皆治以清、导为主）。其中医案⑮六脉隐而不常，重在"隐"（当"沉"）上；医案⑯⑰邪在少阳、阳明，一见六脉洪数，一见左浮而弦数，右洪长而数（此则在左、右手脉之脏腑相关上）。思之，诸医案病情可谓重，甚至危重者，而脉诊在辨治中起到了至关重要的作用，再思之，诸脉基本落在浮沉迟数虚实上，细心体察也不难诊知。可以说脉在重症、复杂症中的参考价值比一般病证更重要，但其体察并不难于一般病证，甚至更少"心中了了，指下难明"。

对疫疬脉诊，有言其重要性的，如刘完素之《伤寒标本心法类萃》："凡伤寒疫疬之病，何以别之？盖脉不浮者，传染也。"《伤寒瘟疫条辨》："伤寒温病不识脉，如无目冥行，动辄颠陨。夫脉者，气血之神也，邪正之鉴也。"有言不拘于一者，如《丹溪手镜》："疫者，暴厉之气是也，治法与伤寒不同，又不可拘以日数，疫气之行，无以脉论。"《万病回春》："瘟脉无名，随见诸经，未汗宜强，虚缓伤生。"《温疫论·脉证不应》："夫脉不可一途而取，须以神气形色、病证相参，以决安危为善。"有言其要者，如《温热经纬》："疫疹之脉，未有不数者。""疫热乃无形之毒，病形虽似大热，而脉象细数无力，所谓壮火食气也。""疫病乃秽邪弥漫，其脉恒模糊不清。此所云渐之大，渐之小，正其候也。"《广瘟疫论》："时疫多软散而不浮，兼寒则多浮数、浮弦、浮大，甚至有浮紧者。"《读医随笔》："凡时行疫疠，而见沉脉，均为毒邪内陷，设无下证，万无生理……曰不从下，夺而从上提，重填其阴，以举其阳，庶有无序？"《时方妙用·时疫》："未汗，宜阳脉，忌阴脉；已汗，宜阴脉，忌阳脉。"《古今医鉴》："脉阳濡弱，阴弦紧，更遇温气，变为瘟疫。""左手脉大于右手，浮缓而盛，按之无力。"《温病正宗》："若温病始发，未尝不发热头痛，而见脉沉涩而小急，此伏热之毒滞于少阴……正杂气怫郁，火邪闭脉而伏也。"《温疫论》："若脉长洪而数，大汗多渴，此邪气适离膜原，欲表未表，此白虎汤证，如舌上纯黄色，兼见证，为邪已入胃。"《景岳全书·杂证谟·瘟疫》："伤寒瘟疫俱外侮之症……而脉见微弱浮空，举按无力者，即是虚证……欲知其兆，亦察其脉，但得弱者渐强，小者渐大，弦者渐滑，紧者渐缓，则大汗将通……但见脉证俱虚，邪不易散等证，则人参、熟地之类，开手便当速用，愈早愈妙……昧者有伤寒忌补之说，不知补者所以补中，是即托里之意。"《广瘟疫论·四损》："大劳、大欲、大病、久病后为四损，气血两虚，阴阳并竭，复受疫邪……既当辨证，尤当细辨其脉，凡遇脉之浮候盛大者，须谨察其沉候有无力处，六部脉皆盛者，须谨察其一部有独无力处，果得其一部一候之真无力，便可略其诸部诸候之假有余。""总之，时疫为热因……故脉证虽有似虚、似寒之时，而一辨其为时疫，则属邪自外至，邪气盛则实，大都反见虚寒假象，明眼人不当为所惑也。"有言脉之宜忌者，如《济世金书》："瘟病发热，忌脉反小。"有辨危重者，如《广瘟疫论》："时疫末路，屡经汗、下，表里无邪，胸、腹无滞，二便自和而身冷者，当以脉为主。脉虚细不振者，用药太过而成脱证也，急宜温补，少缓即死。"《伤寒指掌》："凡瘟疫脉洪大滑数而数中兼缓者，可治；紧数甚者，难治；身大热而沉涩细小，足冷者危。瘟病四五日，身热腹满而吐，脉细而弦强者，十二日死。瘟疫二三日，头痛腹满，脉直而疾者，八日死。瘟病八九日，头身不痛，色不变而利不止，心下坚而脉大者，十七日死。"《伤寒瘟疫条辨》："大抵诊脉之要，全在沉脉中分虚实。如轻手按之脉来得大，重按则无者，乃无根蒂之脉，为散脉，此虚极而元气将脱也。"《万氏家传保命歌括》："疫病八九日……脉来躁躁，按之不鼓手，时大，心下坚，十七日死，疫病……厥逆汗自出，脉坚强急者生，虚软者，死。"《温疫论·脉厥》："温疫得里证，神色不败，言动自如，别无怪证，忽然六脉如丝，沉细而软，甚至于无，或两手俱无，或一手先伏，察其人不应有此脉，今有此脉者，皆缘应下失下，内结壅闭，营气逆于内，不能达于四末，此脉厥也。"

对疫疠治疗后及兼夹症脉象，以《温疫论》《广瘟疫论》为例分析之，所见脉基本在浮沉、至数、脉力（如微、虚、洪、大、弦、芤、涩、不任寻按、忽六脉如丝）、间歇（如脉甚至于无、脉停止）上。

（3）概括言脉诊，其要即所谓六纲脉（浮、沉、迟、数、虚、实）、八纲脉（六纲脉加滑、涩），《诊家枢要》言："大抵提纲之要不出浮、沉、迟、数、滑、涩之六脉也。"

（四）正确对待脉诊作用

如汪昂云："医学之要，先于切脉，脉候不真，则虚实莫辨，攻补妄施，鲜不夭人寿命者，其次则当明药性。"《阴证略例》云："大抵前后证变之不同，以脉别之，最为有准，不必求诸外证也。"均强调了脉诊之重要性。

《笔花医镜》云："望闻问切论……而唯望与问为最要……切脉一道，不过辨其浮沉以定表里，迟数以定寒热，强弱以定虚实，其他则胸中了了，指下难明，且时大时小，忽浮忽沉，六脉亦难定准。故医家谓据脉定症，是欺人之论也。"《脉学辑要》云："安可以万变之症，预隶于脉乎？"均指出要正确对待脉诊作用，分析之，乃至理名言。

脉诊又当辩证看待，如薛雪言："以湿热之症，脉无定体，或洪或缓，或伏或细，各随症见，不拘一格，故难以一定之脉拘定后人眼目也。""脉者，人身之造化，病机之外见，医家之准绳，不可不精究而熟察。"

（五）脉诊之脊梁

涉及中医脉诊的论著较多，医家也多有不同的体会，依笔者临床所思，特别是恶性肿瘤、疑难病证的治疗体会，自觉脉诊有两个脊梁。其一为精、气、神，这是形成脉象的物质基础，又突出在"气血"上。《医学入门》言："脉乃气血之体，气血乃脉之用也。"其二为心、肺功能，心、肺是形成脉象的主要脏腑。《内经》早有论述，心为君主之官，心主血脉。心主血是气血运行的动力，主脉应有二义：一为统言之脉诊之脉，一为具体指脉道之脉，即"壅遏营气，令无所避"之脉。具体脉象则是这两个侧面的融合反应。肺主气，为相傅之官，心、肺的协同即形成"脉"这一个环。《素问·经脉别论篇》云："食气入胃，浊气归心，淫精于脉。脉气流经，经气归于肺，肺朝百脉，输精于皮毛。毛脉合精，行气于腑。腑精神明，留于四脏，气归于权衡。权衡以平，气口成寸，以决死生。"即明示了这一点。其他脏腑疾病，反映到脉象上皆是气化而影响到心、肺。由于胃乃气血生化之源，可喻之为心、肺功能这一脊梁之支撑。恶性肿瘤，尤其晚期，出问题者皆在心肺功能衰竭（死亡首先是心跳　呼吸停止）及"失谷"上。需要认真对待的是"失谷者亡"，有些晚期肿瘤在心肺功能衰竭感不大显见时就有纳差或不欲食。《脾胃论》元好问序云："乃知脾胃不足为百病之始。"笔者则云："百病之终，终于脾胃。"因此，任何损伤脾胃功能的治疗都是不可取的。

（六）西医治疗对中医脉象的影响

疾病的西医治疗，有些对中医脉象是有影响的，这在古人无此实践，当细心体察，如β受体阻滞剂的应用常使脉细而少力，糖尿病、高血压的用药及心脏安置永久性起搏器或心脏支架手术后等对脉象都有影响，中医脉诊不能拘死在既往脉象的认识上。

（七）脉诊应用点滴

笔者曾就中西医之贯通撰文谈到：依据脉理确定常见心律失常的治则，提出首分至数，次审脉力，推敲间歇，临床应用尚觉实用。在恶性肿瘤、疑难病证的治疗中，上述几点仍是十分重要的。《诊家枢要》言："殊不知至微者理也，至著者象也……得其理，则象可得而推矣；是脉也，求之于阴阳对待统系之间，则启源而达流；因此而识彼，无遗策矣。"重在"得理"而"推象"，"启源而达流"，"因此而识彼"也。

用

为医能力在于"善为","善为"的落脚点是"善用",余之六字箴言最终落脚点亦是"用","善用"涉及多方面,余仅就医学实践谈点体会。遇到暴发性医疗事件要积极介入,主动参与,不能错失学习提高之良机。以疫疠病言之,新冠暴发时,余因特殊情况未能参与第一线的实践,但并未做"旁观者",疫疠发生即参阅了历代中医有关文献及临床体验,并细细揣摩整理了大量资料,头脑中"不空"了,形成了一些临证想法,也接治了一些患者。后来有机会接治了大量患者,以先前的思索施用之,取得了十分理想的疗效。

(一)治疫小言

1. 依法拟方

对疫疠病的治疗,大多着眼于方和药,但关键应是在"法"上,古医家早已指出疫疠治疗"最宜变通","不可先定方","无方也"(无死方,无方就是方多),浏览历代中医医籍,思考之,余之为是:

(1)"疏":一为"透"(透门户、开鬼门),二为"达"(疏达气血),以去透邪之"路障",此为第一法,细察《温热论》《疫疹一得》《温疫论》甚至《湿热论》及非温病学专著均蕴及此。言此必将涉及"解表"及辛温解表、辛凉解表问题。①辛凉辛温、风寒风热常不是泾渭分明的,中间有"游行带",风寒风热依证候定,更应注意辛凉复辛温法,例如蒲辅周医案之感冒案,首日初诊予麻黄汤加味,次日二诊即予桑菊饮。②热型最重要,西医有西医的热型,中医热型更多,如恶寒发热、壮热、潮热、日晡发热、往来寒热、身热不扬、夜热早凉等,抓热型立法很关键。③注意煎服法,如时时轻扬法、药勿过煮等。④药勿过病所。⑤"治上焦如羽,非轻不举"是指药性,不是药味、药量。

(2)"清":注意《广瘟疫论》之言,清法可济汗、下之不逮。

(3)"导":导下及淡渗清利"洁净府"(注意:经云"膀胱者,腠理毫毛其应"的思考)。

(4)"化":化痰化瘀化秽浊。

(5)"行":调理气机行气血(注意"百病发热皆由于壅郁","火郁又根于气","气血凝而发毒")。

（6）"养"：一曰补，二曰调（调神、调食、防复）。

诸法分合伸缩，自然融合，依权重化裁用之，即可对"杂气"这个"核"达化毒、解毒、清毒、败毒、祛毒、托毒、消毒（此乃中医文献涉及祛毒之称谓）之功，乃战而胜之，非避而离之，所见症状可视之为"核"外之"壳"，处方用药则可视"壳"所现症状化裁。

余依此拟常用方：喻为银翘"法"，即银翘散加杏仁、浙贝、苏叶（苏叶、薄荷据证确定用量比），作为基础方，若外寒偏盛或个别患者据证酌加柴胡、赤芍、防风，偏向辛温外达，该基础方，即有上法（1）~（5），其（6）则多在病程晚些时候酌用之。徒弟在第一线治疗后发来微信说，"我用您的方已治疗30例了，1~2天能退热，5天左右核酸能转阴"，"效果杠杠的"，其他工作站人员依照上法均获佳效。2022年12月以来近半月（截至12月25日），余及直系亲属已有19人发病（含儿童，乃余之孙辈4人），均治以此法，其效与上述徒弟所言相仿。

2. 强调医必自治，自治中可有新的思考

亲属病例初诊多为高热，身酸痛，头晕痛，乏力，其次咳嗽咽痛，及时服药，大多1~2日退热，故多数未做肺部CT检查。较重者如下医案：余一亲属，女，45岁，某日高热，检测核酸阳性，在家隔离。其发短信如下："体温39℃，头痛，浑身骨头节痛，手脚凉""就是浑身酸痛，痛得不行""疼死了""比一般感冒难受一万倍"（肺部CT异常）。依基础方用药2日热退，病况大有好转，继服4日，停药，肺CT复常而上班。思考之：手脚凉，不必通阳（有徒弟问之），热毒内蕴，阳气不达，解毒热即可；再者，酸痛甚如湿痹吗？不要套这个"框"，看《湿热论》，湿在表分，用药即有薄荷、牛蒡子，余之方则有之，湿在肌肉即有滑石、通草、桔梗，余之方亦有类似药导之，药近而法同也。

医案：余一亲属，男，63岁，河北省廊坊市某镇退休职工。发热1周，自用西药发热不退，体温39℃，而增胸闷痛喘憋气短，急送县医院检查，曰"肺部CT异常严重"，住院无床而转地区医院中，发来短信告余，急令家人以余基础方煎之，驱车去地区医院候之。患者到地区医院，药已送到而服下，等住院、办手续2~3小时，住院后查体温竟已正常，气短喘憋明显减轻，复查肺部CT曰"肺部感染严重"。余嘱继续服中药，不必用激素，不要乱用抗生素，可小流量吸氧，治疗3日，病已入坦途，住院4日，余嘱出院，（已出院）中药巩固之，1周痊愈，足见抢时间用药最为关键。

医案：余之侄辈染病，男，42岁，农民。其父母以中药治之病愈，他自服布洛芬后病情有变，咽痛剧烈，并发扁桃体炎，体温39.5℃，以余方加自拟三花汤（连翘、蒲公英、紫花地丁、天花粉、赤芍）1日热退，2日咽痛几近好转，诸证若失，发短信曰"头、耳朵持续性不间断嗡嗡响"。《疫证治例》有"疫病初起则气逼两耳，恍若瓮复，甚者万籁交集，殊难耐过"，与"伤寒邪传少阳始有耳聋之证"不同，思之，肺之笼葱在耳，继以透达清肺治之而愈。

余之银翘方个别人服药可有轻度腹泻，小儿为多，无妨，往往再服就如患者所言"不拉肚子"了；再者，个别小儿服药而吐，亦无妨，吐中即有发散之义。辛凉平剂、重剂之用，亦应准确。重剂应用不当则药过病所或凉遏冰伏，此即叶天士所言"若不循缓急之法，虑其动手便错耳"。

后来有机会接触较多患者的治疗，自觉浅识之拟方对今后疫疬病的治疗也会有所参考，但经治的患者缺乏危重急症，可谓治疗中的浅尝，但既能涉浅就可入深，及时治疗，把住危重症的截断，而治疗也并非难事。需要指出，人之所苦谓之病，有症状就应干预，不能为所谓"自限性""自愈性"的框架框住。

3. 自染疫记

2022 年 12 月 23 日，星期五

上午门诊 9：30 左右医院职工之弟因新冠已 2 日发热不退（前有肠癌术后病史，服余药多日，病情稳定）来诊，其姐惧之嘱其回家隔离而求余处方，余曰：何以惧之？让弟子急招患者来诊室，诊见：发热不恶寒，身酸困疼痛，头痛，脉浮数，舌红，苔薄黄，而拟银翘法处方，回家治之。

下午 5：20 左右余按习惯去公园散步（余每日下午 5 点半之前去公园，基本 2 个小时回家吃晚饭）。入园时间不长，下肢酸软无力，直至艰于行走（此以往之未见者），勉强走走歇歇 7 点前回家，须臾即感脊背发冷、手足冷，体温 37.5℃，意识到感染了（家中有居住小区发放之试剂，测之阳性），脉不浮不紧不数。急煎家中常备之银翘方约 8 点服一次，再测体温 38.9℃，脊背冷感消失，脉数，舌红，苔白，因已服药一次未及 4 小时，故未做特殊处置。依既往感冒发热之自拟饮食法（面片汤＋葱、姜、蒜＋鸡蛋 1 个，口味稍咸或合咸菜同食），饭后卧床，少量频饮水。拙思：何以感染？大概与上午接诊患者有关（十余日前余也曾被告知密接），余正常戴口罩也注射了疫苗（包括加强针）而仍染疫，值得思考，或许与诊脉察舌之接触有关？因思医史唐容川经疫区感疫而亡，而李东垣、吴又可、余霖……恐怕接触患者不少吧？何以没感染？值得探讨。前人之预防措施亦值得思考。

余初始症状当属病在太阳经，何以言之？有恶寒（《伤寒论》条文"太阳病，或已发热，或未发热，必恶寒，体痛，呕逆，脉阴阳俱紧者，名为伤寒"），而太阳病提纲有头项强痛（此明病位之一），脊背冷意近头项，余体酸困而无显著"体痛"，脉无"阴阳俱紧"，仍以"透"之服辛凉复辛温之自拟银翘方。服药后未及一个时辰，恶寒消失而体温升高，这个时间点应该有文章。思仲景文"或已发热，或未发热"，未发热不等于不发热而是"尚未发热"，但文中未言之，余之经过约半个时辰（应注意争时间给药），再思之恐为"太阳温病"了。初始脉不浮不紧亦不数而继之脉数（这又是一个时间点），此时之脉数非浮数亦非沉数，就是浮中沉皆数（此点提示了对所谓"脉不浮不沉而数"的思考），由初始感觉到病情显见，时间不长，足见变化之快，亦可作为对吴又可所言瘟疫"此一日之间而有三变"、《广瘟疫论》所云"一经杂见二三经证者多疫证"的一种思考。

晚饭后欲上床休息但身体酸软，上床困难，勉强卧床却艰于转身，酸软之况难以表述，11 点左右小腿难于抬举间有拘急抽掣，思之"软脚瘟"？《广瘟疫论》言，时疫初起，"胫痛酸"兼"软者"属湿温，俗名软脚瘟，"往往一二日即死"，其况若何，果如此危重吗？

子时约 12 点半继服前汤药一次（与第一次服药已 4 小时），药后不久测体温开始下降（体温 37.8℃）而渐渐入睡，下肢酸软拘紧减轻未再抽掣，脊背、手足冷好转。

2022 年 12 月 24 日，星期六

晨 4 点左右，忽矢气频传，且臭味颇浓，但无腹痛腹胀，何故？思之，矢气者，"失泄之气也"，岂无腐秽去，而气血和营卫通？勿虑之，思之，这又是一个时间点，此为寅时，乃阳气萌动之时，气机之一端也。上午 7 点继服原方一次，身酸软略减而起床进食，至中午 12 点前体温已正常（37.1℃），继续按原服药方法（4 小时服一次，夜间可间隔时间长些，但子时需服药一次）服之。

2022 年 12 月 25 日，星期日

发热未再复，除身觉无力外，余无不适，脉缓，舌正红，苔白。继以原法服药。

2023 年 1 月 4 日，星期三

停服中药。

2023 年 1 月 6 日，星期五

半夜后 4 点左右起夜小解，忽腹泻，稀便，随之泄泻不止，床上被褥皆被污，欲下床而疲软无力，坐地面上其泻几乎如注，至地面及床周皆粪便矣，不欲惊动家人，披衣被坐地上任其不时泄便，近早上 6 点泄缓（无明显腹痛腹胀，偶有肠鸣），老伴视之愕然，嘱其清理衣被床单等更衣卧床。

据证处方：七味白术饮加荆芥、防风。

党参 10g，白术 10g，茯苓 30g，炙甘草 10g，藿香 10g，木香 6g，葛根 30g，荆芥 10g，防风 10g。水煎服，近上午 9 点服药一次，稀粥调养。

2023 年 1 月 7 日，星期六

服上方 1½ 剂腹泻未作，继服原方，每日 1 剂，分两次服，周日病情稳定。

2023 年 1 月 9 日，星期一

上班。

患病已逾半月后，除觉体力不佳外，余无其他不适，忽然思肉食，因余遵热病之后食肉则复，多食则遗，而以素餐，既欲食则需食，因思当归生姜羊肉汤之旨，按该方为"产后腹中㽲痛"而设，并治"腹中寒疝虚劳不足"，思之，余虽无腹中㽲痛，依病史及现证有虚劳不足之端倪，故变通食疗，以新鲜羊肉自制涮羊肉（以青菜、蒜、生姜、葱、芝麻酱、腐乳、甜面酱为辅食），吃之极佳。（贪食之，令家属惊奇。）继食之三日，贪食之欲已失而停用。

后二日，心想该洗澡了，家属听所谓不要洗澡之传言，劝勿洗澡，何等谬说？余偏要洗澡，无意发现足部脱皮较多，嘻！岂非俗言"大病脱一层皮"？又觉手臂皮肤似觉欠润，皮肤失润，乃肺气、津暗耗使然？因思猪肤汤之活用。《伤寒论》条文："少阴病，下利，咽痛，胸满，心烦，猪肤汤主之。"柯韵伯云："猪为水畜而津液在肤，取其肤以治上焦虚浮之火。"《本经逢原》云，猪肤者"用以调阴散热"，"予尝用之，其效最捷"。唐容川曰："其白蜜猪肤则清润之极品也。"诸家之言，显见一个"润"字，变通之以猪肤自制猪皮胨（此余家中多次食用之品），少佐醋、蒜食之，食用四日，亦未见足部再脱皮而停用。

上二则全在于"遐想"（或戏言"瞎"想），但想之有理，有新，又有"意"，前者提示所谓"食复"更要注意因需而食，后者重在取品物之活用。

再有一点想法：瘟疫的诊断，可贵的是早诊断，其中抓"时间点"更重要，思考古瘟疫专著，也有谈瘟疫诊断及鉴别诊断的，如《广瘟疫论》等，但分析之，多为瘟疫流行"后"谈诊断及鉴别诊断，当然深入理解也是有益的，但余以为发现瘟疫重要的是思想上要有个"弦"，这个"弦"是什么呢？

（1）对初发病例要有警觉，前代医家之论实则也有些警觉，如《吴医汇讲》中《认疫治疫要言》载医家言："认疫若何？于闻见中但有两三人病情相同者，便要留心。留心若何？病有来踪去迹，怪怪奇奇，传变迟速，不近情理，较诸正伤寒、风温、温热、湿温、暑喝等门，迥乎大异者，即疫也。"这个留心，基本是落在"病机"上，不宜单纯将其定在病因，且要注意病程中之"变"。

（2）存"疫疠之弦"，这个"弦"恐怕要有几点：①病来也→突（突发）；②其传也→速；③其发也→聚；④其象也→类（基本证类同），且其证也→重；⑤其变也→快；⑥其害也→甚，则异于一般病证。有这个"弦"，参考气候变化，就可能在疫疠暴发前抓其端倪，"引"而"发"之，则减少慌张矣。

塞翁失马，焉知非福，余染疫，细心体验，分析思考，却有一些"脱俗"之思，未知感疫之医有何体察，余之拙思，同道以为若何？

（二）浅议五运六气

可以说五运六气是中医的一个创见，体现了天人相应观，具有科学性，也为历代中医临床所参考或遵循，这是应该肯定的；以《内经》所论为基础的五运六气框架也是不足的，应该注意一定的"脱框"，集多学科，如天文学、气象学、航天学、物候学等进行研究，单靠中医一家难免在《内经》所论的框框里转圈，甚至转迷糊了（从古至今五运六气的研究也说明了此点），这也应该正视。以天气预报为例，现在预报准确性大大超过了二三十年前，为什么？多学科研究使然。

兹以疫疠病为例思考之。

五运六气被许多医家认同，基本上是在《素问》遗篇《本病论篇》之"四时不节，即生大疫"上展开，有的医家又感觉"五运六气之病有常有变难诊"（《医学纲目》），"自古运气靡常，纯驳无定，病故变态靡常，补泻无定，今之非昔，可知后之非今……易地则皆然矣，任胸臆者，断断不能仿佛"（《伤寒瘟疫条辨》）。

另有些医家则提出：疫证与四时气候无关（喻嘉言），盖非五运六气所即定者（吴又可）。也有持中者，如叶霖评《温病条辨》云："运气之学，白首难穷，固不可不知，亦不可深泥……若谓细考经注，便知某年某气，即见某病，而应如桴鼓，特大言欺世耳。"

亦有谓其神奥非常人能识者，如刘河间云："世俗或以谓运气无征，而为惑人之妄说者；或但言运气为大道玄机，非若生而知之，则莫能学之者，由是学者寡而知者鲜。"其值得品味者在"盖求运气言象之意，而得其自然神妙之情理"。

较灵活视之者，如《医门棒喝》："盖司天在泉之气，主病有应，有不甚应……即使洞明运气之理，亦不能拘之以测病论治。"《金史》记张元素所言："运气不齐，古今异轨，古方今病，不相能也。"

有些医家之论值得思考，如《笔花医镜》，将疫分为"由天时者"和"由人染者"，两路之邪可以融合，会各有不同权重，章虚谷则言："五疫之邪，亦无不相兼，而有多寡之异。""其所感之邪，因郁而变……或随人身之气而变，或随时令之气而变，或随感而变，或六郁而变，或竟不变，均无一定。"

《治疫全书》言："既感疫气，又伤风寒。"

再思疫疠之邪与时气，可以说时气流行中会出现疫疠，而疫疠也有时行，前者如喻嘉言云："四时不正之气，感知者因而致病，初不名疫也，因疫而死，病气尸气，混合不正之气，斯为疫也。"后者如《类证治裁》云："疫为时行疠气。"

以疫疠言之，如何认识五运六气呢？余以为：疫疠之邪为本（或曰"本气"，可喻之为"核"），时行是披上的"壳"（或曰"间气"），表示如下（图5-1）。

（1）五运六气既影响人，又要考虑影响致病因子。

可以说这是余发前人之未发点，同一致病因子带上了五运六气就会产生同一疫疠病，因地域、时间、人群等之差异而产生同中有异甚至不同的证候。

（2）应用五运六气说重点应是辨证论治的参考。

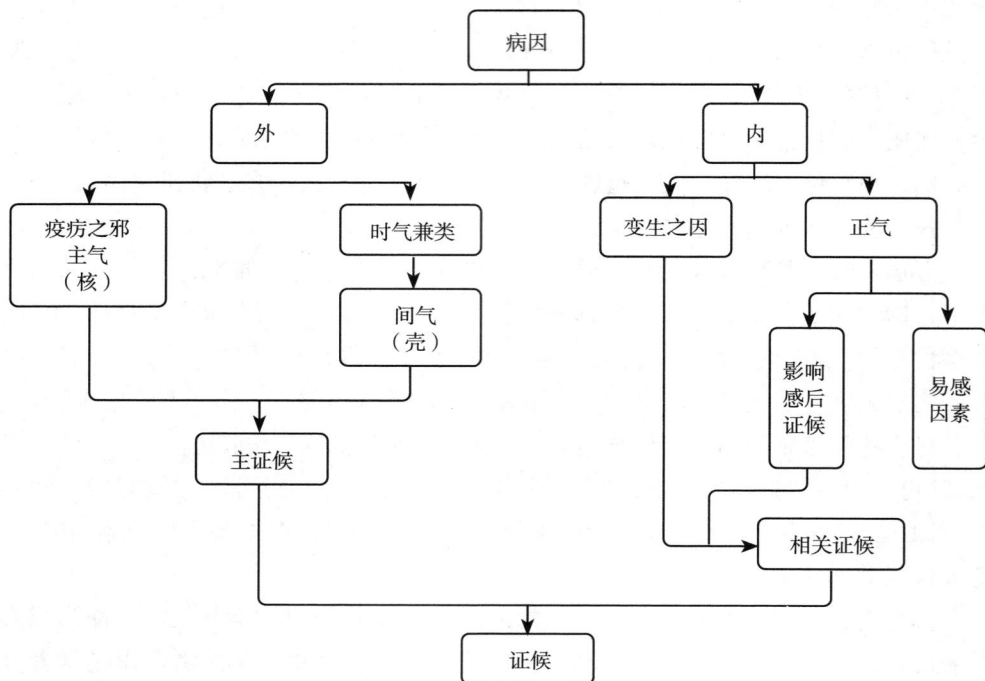

图 5-1　疫疠之五运六气

（三）浅识膜原

《温疫论》比较明显地提出温疫邪伏膜原这一病机，引发了医家一些论述，也有些疑点，余参考有关中医理论，结合临床实践特浅识之。

1. 部位膜原

《素问·疟论篇》："邪气内薄于五脏，横连募原。"

《素问·举痛论篇》："寒气客于肠胃之间，膜原之下。"

《灵枢·百病始生》："留而不去，传舍于肠胃之外，募原之间。"

分析《内经》之膜原部位，小者言为"肠胃之间""肠胃之外"，大者言为"五脏横连之膜原"。医家注释则多为膜、原之释，王冰："鬲膜之原系也。""膜，鬲间之膜；原，鬲肓之原。"马元台云："募原之间者，即皮里膜外也。"张志聪云："募原者，肠胃外之膏膜。"周学海云："膜原者，夹缝之处也。""空阔无所拘束之部。"张介宾："膜,筋膜也。原,肓之原也。肠胃之间,膜原之下,皆有空虚之处。""其著于肠胃之募原也,痛而外连于缓筋。""肓者,凡腔腹肉理之间,上下空隙之处,皆谓之肓。膜,犹幕也,凡肉理脏腑之间,其成片联络之筋膜,皆谓之膜,所以屏障血气者也。凡筋膜所在之处,脉络必分,血气必聚,故又谓之膜原,亦谓之脂膜。"《通俗伤寒论》曰："膜者,横膈之膜;原者,空隙之处。"《重订通俗伤寒论》曰："湿热已结于胸膈腹膜之原,故谓之膜原。"一曰"空隙",一曰"原"。而张锡纯则言："三焦之膜统可名之为膜原,而内经之所谓膜原,实指上焦膈膜而言。"

膈膜也好,筋膜也好,脂膜也好,膏膜也好,夹缝也好,三焦之膜也好,肉理脏腑之间也好,概言之皆系在《内经》所言之小者、大者中作文。

2. 吴又可所言膜原之体、用

《温疫论》言"邪自口鼻而入,则其所客,内不在脏腑,外不在经络",而曰客于"膜原",所谓"舍于伏脊之内","附近于胃",思之,吴又可何以如此谈呢?因其认为邪入里则入胃(因而攻下之),而膜原"为经胃交关之所","附近于胃",即意在客于"膜原",此点余霖言更清晰:"一病即发,以其胃本不虚则不入胃,犹之墙垣高硕,门户紧密,虽有小人,无从而入,此又可所谓达于募原者也。"此即小而言之"膜原"之部位。

膜原之用:吴又可言膜原为一身之半表半里,其部位又大了,亦可谓涉及了膜原之用。一些医家之言,如《湿热病篇》言膜原为"三焦之门户",《伤寒瘟疫条辨》言:"杂气,从口鼻吸入,直行中道,流布三焦。"喻嘉言则曰:"然从鼻从口所入之邪,必先注中焦以次分布上下。"《通俗伤寒论》则言:"即三焦之关键为内外交界之地。"薛生白曰:"为阳明之半表半里。"可谓又具体了一些膜原之用。

再者,吴又可言:邪客于膜原。其他医家云:《时病论》言"直犯膜原",《温热经纬》言"湿热乃阳明太阴同病也,始受于膜原",王孟英则言"故病多归膜原",周学海曰"伏邪皆在膜原",《重订广温热论》曰"其邪必伏于膜原"。

分析上述所论,言部位膜原并不十分准确,或曰"空隙",或曰"原",而吴又可言,膜原为一身之半表半里,薛生白则言"为阳明之半表半里",前者言"一身"未免有些扩大而欠确切了,且与少阳病之半表半里如何区别?以后者言,则为胃肠之半表半里,证候为何呢?前后二者证候有何区别呢?推敲半表半里这个概念,其实并不精确,各一半吗?且医家有半表半里或趋向于半表或趋向于半里者,《通俗伤寒论》中"秀按"曰:"手少阳经,外主腠理,内主三焦膜原。"再看邪客膜原,医家之言则有"直犯""始受""多归""伏邪皆在膜原"等,医家之言并不清晰。

思索之，上述言膜原之"体"（部位）尚算得上有些"大概"，而其"用"及涉及之证，从思维上看则在"意"而不在"体"，也因之产生一些不相协调之论。"意"者，"志之发也"，于无形处用心思虑也，这种"体"与"意"在中医理论中是不乏见的。如脏腑功能：心主血脉，肺主气，膀胱者津液藏焉等，则涉及脏腑之"体"；而心在志为喜，肝藏魂，以及五味归属等，则是"意"。中医的整体观念，在"意"上显示了特点，而在"体"上就难免有些不确切、不严谨之性，应当重视的是其"意"，我们也可有"意"中之"意"去思考发挥，膜原亦是如此。就"邪伏膜原"而言，也值得推敲，《温疫论》言杂气"来而不知"，"感而不觉"，"无言无臭，不睹不闻"，这样一种无形的东西，何以言其伏于有形之膜原呢？因此，在疫疠病中追求膜原之部位（体）似乎意义不大，古人所云有些地方就不清晰，我们硬去对上个清晰的号，讲不清楚，甚至可能自设羁绊。见有资料言邪在"上焦膜原"者，那上焦实实在在的心肺置何处？甚而有曰，膜原为"肠系膜者"更为不妥。

3. 证候膜原

《温疫论》中《温疫初起》言："先憎寒而后发热，日后但热而无憎寒也。初得之二三日，其脉不浮不沉而数，昼夜发热，日晡益甚，头疼身痛。"此可谓证候膜原。而《温疫论》主方则是针对证候膜原的。

对《温疫论》之证候膜原及达原饮，医家亦有持异议者。

吴塘言：《温疫论》"支离驳杂"，谈达原饮"奈学未精纯，未足为法"。

《疫疹一得》言："吴又可著《温疫论》……奈何以瘟毒从鼻口而入，不传于胃而传于膜原，此论似有语病，至用达原饮、三消、诸承气，犹有附会表里之意。"

王孟英曰："又可达原饮，必湿或热微者可用，未必执为宗法。"

张锡纯之《论吴又可达原饮不可以治温病》曰：达原饮"为治瘟疫初得之方，原非治温病之方也"，"是以用此方治温病者未有见其能愈者也，且不惟不能愈，更有于初病时服之即陡然变成危险之证者"。

思考之：《疫疹一得》著作附有较多医案，吴又可却少医案，应为憾事。较有影响之医案著作，如《古今医案按》《续名医类案》，亦未见用达原饮之医案。《古今医案按》附吴又可治张海畴案，亦非用达原饮。有曰仿其法者，也已脱达原饮框架，如《湿热论》中湿热证，寒热如疟，湿热阻遏膜原，宜柴胡、厚朴、槟榔、草果、藿香、六一散、苍术、半夏、干菖蒲等味。虽云仿吴又可达原饮之例，仅草果、槟榔、厚朴而已，其所云"若夏月腠理大开，毛窍疏通，安得成疟"，疏达之意已蕴其中矣。另有的医案用达原饮，其实已脱出《温疫论》治疫的框架。

依上言之，对膜原应重在"证候膜原"上，参考而不拘泥"膜原之用"，推敲其立法、组方，辨证论治，合理运用。

悟

"悟"体现了悟性，善悟才可防止思维惰性，前人云"时文不在学，只在悟"，杨真复曰"最上一乘，须从悟入"，善悟则悟"近"而知"远"，悟"小"而知"大"，悟"一"而得"万"，悟"形"而得"道"。孙真人曰"不知'易'者，不足以言大医"。刘纯之《医之可法为问》曰："非四书无以穷理尽性，成格物致知之功，非'易'无以知阴阳造化功用，消长生成之道，升降浮沉之理。"善悟者应知以下几点。

（一）医者，意也

（1）《内经》云："谨察间甚，以意调之，间者并行，甚者独行。"李东垣："圣人之法，虽布在方策，其不尽者，可以意求。"《医原》云："以意治病，是最上一乘，不得已而用药，已落二乘。"陶弘景曰："仲景用药善以意消息。"

（2）意，"志之发也"，于无形处用心思虑也。

（3）张景岳："意贵圆通，用嫌执滞。"恶性肿瘤、疑难病证的治疗，以意求之是重要的思维方法，但也要认识到前人因条件限制，以意求之中缺乏了"象"（即客观实实在在的"象"），当与"象"结合达以"意"识"象"，以"象"启"意"，此笔者之一思也。

（二）医者，艺也

《张氏医通》："艺术之学，惟医林最繁，汗牛充栋，莫可名喻。"医作为一种艺术，必如《内经》所云"览观杂学，及于比类，通合道理"而"上知天文，下知地理，中及人事"，防止思维惰性，必重人事，此恶性肿瘤治疗的一大要点。例如有的肿瘤患者与医师小声谈，可以同床吗？余言可以适度同床。因患者谈此证实其身心不竭，禁止则抑其心神，但要掌握一个度，即不"纵"不"禁"。要注意的是，临床谈房劳伤肾的很多，继而将房事视为伤人之举，这是片面的。一者，"房劳"重点是"劳"，与房事有区别。再者，医家也从来不禁房事。如《抱朴子》曰："人复不可都绝阴阳，不交则坐致壅阏之病，故幽闭怨旷，多病而不寿。任情肆意，又损天年，唯有得其节宣之和，可以不损。"《医心方》引《玄女经》曰"阳得阴而化，阴得阳而通，一阴一阳相须而行"即可"男致不衰，女除百病，心意娱乐，气力强然"。且房事并非单单的"泄精"，要"神和意感"，则如《沈氏尊生书》曰"不惟有子，且有补益之助"。

（三）处方用药

（1）守方不可执方。《里中医案》序："用古方治今病，譬犹拆旧料改新房，不再经匠氏之手，其可用乎？"许叔微之《伤寒发微论》："予读仲景书，用仲景之法，然未尝守仲景之方，乃为得仲景之心也。"仲景："病溢饮者当发其汗，大青龙汤主之，小青龙汤亦主之。""短气有微饮，当从小便去之，苓桂术甘汤主之，肾气丸亦主之。"体现的就是不可执方。

（2）方剂的离合。《医学源流论》："方之治病有定，病之变迁无定，知其一定之治，随其病之千变万化而应用不爽，此从流溯源之法，病无遁形矣。""方之与药，似合而实离也……故方之既成，能使药各全其性，亦能使药各失其性。""则病之与症……而治之法，或当合治，或当分治，或当先治，或当后治，或当专治，或当不治，尤在视其轻重缓急，而次第奏功。"

（3）杂合以治。淳于意："人之所病，病疾多，医之所病，病道少。"杂合以治体现了防思维惰性，前文当归芍药散在宫颈癌病例治疗中即可见之。

（4）知权达变。《古今医案按》中俞震自序云："孟子言，梓匠轮舆，能与人规矩，不能与人巧，巧者何？变通之谓也。"恶性肿瘤、疑难病证治疗中考虑上述几点就可防止思维惰性。

（5）《温病条辨》序云："医，仁道也，而必智以先之，勇以副之，仁以成之。"有"智"，有"勇"，有"仁"，何至于思维惰性呢？《张氏医通》："人之病，病于轻药，医之病，病于偏执。""是以知病无板方，医无呆法，总贵乎神而明之耳。"

（四）对中医警句多思考

对中医警句，应深入了解其内核，不要"跟风"。韩文公有云："医之病，病在少思。"《张氏医通》云："从古立言，止就一端而论。"《医门棒喝》："或不明圣经源流而师一家之说，则必以诸家为非，是以偏视偏，无怪乎各相抵牾也。"许多名家之言，足可为师也，但不宜形成"跟风"而言，盲目的名人效应是产生思维惰性的重要原因。汪机作《推求师意》序云："夫师者，指引之功也，必须学者随事精察，真积力久，而于师之引而不发者，始得见其跃如者焉。"兹例举几则析之。

（1）不加斟酌即言"本虚标实"，则欠思考，考之《素问·标本病传论篇》《灵枢·病本》有云："病发而有余，本而标之，先治其本，后治其标；病发而不足，标而本之，先治其标，后治其本。谨详察间甚，以意调之，间者并行，甚者独行。先小大便不利而后生他病者，治其本也。"张介宾注云："病之先受者为本，病之后变者为标。生于本者，言受病之原根，生于标者，言目前之多变。"王冰："本，先病；标，后病。"高世栻注："病发而邪气有余，则本而标之，申明本而标之者，先治其邪气之本，后治其正气之标，此治有余之法也。"可见，标与本，并非定指邪气、正气，邪气、正气的地位皆有"标""本"，势急者如"大小便不利"，有标有本：大小便不利而后生他病（本），患病后引起大小便不利（标）。

（2）"正气存内，邪不可干"，正气不宜单指气，它是精气神的综合，对"邪之所凑，其气必虚"，丹波元坚云："此非邪凑则气虚之谓，言气所虚处邪必凑之，故下文承以阴虚者，阳必凑之，此语足以尽邪气伤人之理也。""凑"："会"也，"聚"也，"竞进"也。有些情况下，"正气"虽"存内"，邪仍可干，如疫疬之暴戾中人，正气已是第二位了。

（3）凡病即谈"提高免疫"，实则应为"免疫调节"，恰如中医的"知犯何逆，随证治之"。

（4）有些习以为常之论，并不完善，如俗云糖尿病病机为"阴虚为本，燥热为标"，并不能概括全部病机，试举医案以证之。

糖尿病案

杨某，男，22岁。

【初诊】2023年2月13日。

患者因2型糖尿病住廊坊市某医院，予胰岛素等治疗，病情控制不理想，空腹血糖18+mmol/L。现症见：口渴，多尿，矢气频作，脉滑，舌红，苔白。查肝功能：ALT 98.3U/L，AST 50U/L，GLU 21.22mmol/L；尿常规：胆红素（＋），酮体（＋）。

辨证分析：湿热内蕴，阳明腑实。

治则：清湿热，调阳明，疏达气机。

处方：清半夏10g，黄连10g，黄芩10g，生甘草10g，大黄10g，元明粉5g（冲服），茵陈30g，佩兰15g，郁金10g，柴胡10g，淡豆豉10g。

停用西药。

【复诊】2023年6月19日。

现症见：口渴、多尿减轻，大便溏（3~4次/日），脉滑，舌红，苔白。复查肝功能：ALT 20U/L，AST 19U/L，GLU 6.30mmol/L；糖化血红蛋白5.8%；尿常规：胆红素（＋），酮体（－）；空腹血糖12+mmol/L。

原方化裁巩固之，上方加蝉蜕10g，大黄改为8g。

服药月余，诸症不著，多次复查，空腹血糖在正常范围。

2024年3月1日复查，尿常规（－），空腹血糖在正常范围，病无复发。

砭

"自砭"，即善识己短，"自砭"不是"自馁"，砭得准，反倒会增加"自尊"。中医学发展中，不乏批他人某些学术观点者，实际是一种学术争鸣。徐灵胎有《医贯砭》曰："因择其反经背道之尤者，力为辨析，名之曰《医贯砭》。"思之，无非意在"遵经""循道"，就此而言，亦有可砭之处，惜古医家之砭，砭彼者多，砭己者少，准确地砭彼砭己相结合方为佳法。王孟英作《医砭·序》云："医而受砭则病去，医必病去，而后可以去人之病，医而不受砭则病锢，医之病锢而谓能去人之病，不已慎乎！"在恶性肿瘤的中西医结合治疗中，中医有哪些短处呢？笔者以为有以下几点可以考虑。

（一）中医对于一些恶性肿瘤的命名欠准确

恶性肿瘤的诊断基本靠西医，其原因在于西医运用了一些现代科学技术，中医对于一些恶性肿瘤的命名是欠准确的，比如有肺之肿瘤命名为"肺积"、肝之肿瘤命名为"肝积"者，《难经》有"心之积为伏梁，肝之积为肥气，脾之积为痞气，肺之积为息贲，肾之积为奔豚"。刘河间之《黄帝素问宣明论方》载："伏梁证，主心积，若梁之伏隐也。居脐上逆，脐下顺，不可移动，为水溺涩……鳖甲汤主之，治伏梁积气，心下如臂，痞痛不消，小便不利，方用鳖甲、三棱、大腹皮、芍药、当归、生地、柴胡、官桂、生姜。息积证，主腹心胁下满，逆气不已，气逆胁下，息而不消，积而不散，妨饮食，引痛不已，方用白术散，白术、枳实、官桂、人参、陈皮、桔梗、甘草。"其"积聚总论"云："心之积，名曰伏梁，在于脐上，大如臂，上至于心，横于心下，如屋梁，故曰伏梁；肝之积，名曰贲气，在左胁下覆如杯，有头足，久不愈，令人疾疟；脾之积，名曰痞气，在胃脘，覆大如杯，久不愈，令人四肢不收，发黄疸，食不为肌肤；肺之积，名曰息贲，结在右胁下，覆大如杯，久不愈，令人洒淅寒热，喘咳，发为肺痈；肾之积，名曰贲豚，在于小腹，上至心下，如豚贲走，往来无定，久不愈，令人喘逆，发为骨痿，少气乏力。此为五脏之积也，常究斯义，未可悉也。"可引申思考，简单地给某脏腑恶性肿瘤冠之以积是不恰当的，当学习借鉴西医的诊断技术，但也要科学运用。笔者掌握当诊断明确，病灶明显好转时，或出现新的症状或原症状加重时，或中医辨证论治立法处方需修正时，可以做一些相关的检查，否则未必总查。

（二）中医知识更新的注重力不足

试观近些年西医在恶性肿瘤的研究中有不少新的认识，体现了知识的更新。中医学术受家传师授的影响，常形成一些"框框"，这些"框框"总体上看大都是科学的、难能可贵的，但也有些不足，需要在善思活法中"脱框"，避免知识更新中的惰性，但对一些新认识也要分析，特别是注意其不足。

（三）对某些西医的新提法分析不足

近些年来，西医有些新的提法是一种学术的进步，但有些方面中医分析不足，比如循证医学，这早就是中医的特点之一，辨证论治就是精彩体现。再如，过度治疗问题，避免过度治疗更是中医早就提倡的，《内经》早就指出："大积大聚，其可犯也，衰其大半而止。"明代盛寅更指出："世间病之杀人者十三，而医药杀人者十七，皆由不明阴阳虚实之理也……操司命之权者，岂可不知中病即止之理？"诸如此类，如果不去分析，盲目跟风而言，就难免失去中医的话语权，这实际是缺乏学术的警觉。

（四）就临床言之，中医也有些不足

比如食管癌因肿瘤压迫而致的梗阻，中医药是难于开道的，应及时考虑中西医结合处置；癌症的疼痛是患者明显的痛苦，单纯中药缓解疼痛的力量也是不足的（西药的三阶梯疗法可缓解疼痛，但为姑息治疗，没有针对原发病的处置）；再有服药剂型问题，汤剂仍是主要方法，但长期服汤药带来诸多不便，剂型改革仍是重要的研究领域；晚期癌提高生活质量，延长生存期是中医药治疗的优点，但毕竟直捣"肿瘤"之力不足。诸如此类的临床问题更需要中西医结合去研究。

总之，认识不足才会拓宽思路，防止思维惰性，使中西医结合之路越走越宽。

附录

常用方剂索引
（按汉语拼音排序）

B

白虎汤（《伤寒论》）
组成：石膏、知母、粳米、甘草。

半夏白术天麻汤（《脾胃论》）
组成：黄柏、干姜、天麻、苍术、茯苓、黄芪、泽泻、人参、白术、神曲、半夏、大麦、蘖面、橘皮。

半夏白术天麻汤（《医学心悟》）
组成：半夏、天麻、白术、茯苓、陈皮、甘草。

补中益气汤（《脾胃论》）
组成：黄芪、人参、白术、当归、陈皮、升麻、柴胡、甘草。

"不补补之"之方（《近代中医流派经验选集》）
组成：熟地、枸杞子、白芍、酸枣仁、黄连。

D

达原饮（《温疫论》）
组成：槟榔、厚朴、草果、知母、芍药、黄芩、甘草。

大黄牡丹汤（《金匮要略》）
组成：牡丹皮、大黄、冬瓜、芒硝、桃仁。

大青龙汤（《伤寒论》）
组成：麻黄、桂枝、甘草、杏仁、石膏、生姜、大枣。

当归补血汤（《内外伤辨惑论》）
组成：黄芪、当归。

当归拈痛汤（《医学启源》）
组成：羌活、茵陈、防风、苍术、当归、知母、猪苓、泽泻、升麻、白术、黄芩、葛根、人参、苦参、甘草。

当归芍药散（《金匮要略》）

组成：当归、芍药、茯苓、白术、泽泻、川芎。

地黄饮子（《黄帝素问宣明论方》）

组成：熟地黄、巴戟天、山茱萸、石斛、肉苁蓉、炮附子、五味子、官桂、茯苓、麦冬、菖蒲、远志、生姜、大枣、薄荷。

E

二陈汤（《太平惠民和剂局方》）

组成：陈皮、半夏、茯苓、甘草。

二妙散（《丹溪治法心要》）

组成：苍术、黄柏。

二神丸（《普济本事方》）

组成：补骨脂、肉豆蔻。

二至丸（《医便》）

组成：女贞子、墨旱莲。

F

防己茯苓汤（《金匮要略》）

组成：防己、黄芪、桂枝、茯苓、甘草。

茯苓杏仁甘草汤（《金匮要略》）

组成：茯苓、杏仁、甘草。

G

甘麦大枣汤（《金匮要略》）

组成：甘草、浮小麦、大枣。

固胎饮（自拟方）

组成：菟丝子、桑寄生、续断。

桂枝附子汤（《伤寒论》）

组成：桂枝、附子、生姜、大枣、甘草。

桂枝甘草汤（《伤寒论》）

组成：桂枝、甘草。

桂枝加厚朴杏仁汤（《伤寒论》）

组成：桂枝、白芍、甘草、厚朴、杏仁。

H

黄芪甘草汤（《医林改错》）

组成：黄芪、甘草。

黄芪桂枝五物汤（《伤寒论》）

组成：黄芪、桂枝、甘草、大枣、生姜。

黄芪建中汤（《金匮要略》）

组成：黄芪、桂枝、白芍、生姜、炙甘草、大枣、饴糖。

黄芪人参汤（《兰室秘藏》）

组成：黄连、生地黄、神曲、橘皮、桂枝、草豆蔻、黄芪、人参、麻黄、当归、杏仁。

黄芪四苓散（自拟方）

组成：黄芪、猪苓、茯苓、白术、泽泻。

黄芪五苓散（自拟方）

组成：黄芪、猪苓、茯苓、白术、泽泻、桂枝。

活络效灵丹（《医学衷中参西录》）

组成：当归、丹参、乳香、没药。

藿朴夏苓方（《医原》）

组成：藿香、厚朴、半夏、茯苓、杏仁、薏苡仁、豆蔻、猪苓、泽泻、淡豆豉。

J

加味苇茎汤（自拟方）

组成：芦根、桃仁、薏苡仁、冬瓜子、黄芪、天花粉、鱼腥草、败酱草。

甲乙煎（自拟方）

组成：茵陈、茯苓、薏苡仁、佩兰、泽泻、郁金、柴胡、连翘、生甘草。

健步虎潜丸（《伤科补要》）

组成：龟胶、鹿角胶、虎胫骨、何首乌、川牛膝、杜仲、锁阳、威灵仙、当归、黄柏、人参、羌活、白芍、云白术、熟地、附子。

交加散（《证治准绳》）

组成：荆芥、当归。

金铃子散（《太平圣惠方》）

组成：川楝子、延胡索。

荆防汤（自拟方）

组成：荆芥、防风、蝉蜕、苦参、白鲜皮、生地黄、赤芍。

L

鲤鱼汤（《备急千金要方》）

组成：鲤鱼、白术、生姜、芍药、当归、茯苓。

连苏饮（《湿热论》）

组成：黄连、紫苏叶。

苓桂术甘汤（《伤寒论》）

组成：茯苓、桂枝、白术、甘草。

六君子汤（《医学正传》）

组成：人参、白术、茯苓、甘草、陈皮、半夏。

六味地黄丸（《小儿药证直诀》）

组成：生地黄、山茱萸、山药、茯苓、牡丹皮、泽泻。

M

麻黄细辛附子汤（《伤寒论》）

组成：麻黄、细辛、附子。

麻杏石甘汤（《伤寒论》）

组成：麻黄、杏仁、甘草、石膏。

麦门冬汤（《伤寒论》）

组成：麦门冬、半夏、人参、甘草、粳米、大枣。

Q

七味白术散（《小儿药证直诀》）

组成：人参、茯苓、白术、甘草、藿香、木香、葛根。

启膈方 I 号（自拟方）

组成：郁金、沙参、丹参、浙贝母、荷叶、茯苓、浮小麦、砂仁、清半夏、麦冬、山药、鸡内金、甘草。

启膈方 II 号（自拟方）

组成：启膈方 I 号加全蝎、僵蚕。

牵正散（《杨氏家藏方》）

组成：白附子、全蝎、白僵蚕。

羌活胜湿汤（《脾胃论》）

组成：羌活、独活、藁本、防风、甘草、蔓荆子、川芎。

青娥丸（《太平惠民和剂局方》）

组成：杜仲、补骨脂、核桃仁、大蒜。

S

三花汤（自拟方）

组成：金银花、连翘、蒲公英、紫花地丁、天花粉、赤芍。

三花银翘汤（自拟方）

组成：金银花、连翘、蒲公英、紫花地丁、天花粉、赤芍、竹叶、荆芥、淡豆豉、生甘草、芦根、杏仁、苏叶、薄荷、牛蒡子、桔梗。

三仁汤（《温病条辨》）

组成：杏仁、滑石、通草、白蔻仁、竹叶、厚朴、生薏苡仁、半夏。

芍药甘草汤（《伤寒论》）

组成：芍药、甘草。

少腹逐瘀汤（《医林改错》）

组成：小茴香、干姜、延胡索、没药、当归、川芎、官桂、赤芍、蒲黄、五灵脂。

身痛逐瘀汤（《医林改错》）

组成：怀牛膝、地龙、秦艽、羌活、香附、生甘草、当归、川芎、五灵脂、桃仁、红花、苍术、黄柏。

神保丸（《脾胃论》）

组成：木香、胡椒、巴豆、全蝎。

肾气丸（《金匮要略》）

组成：干地黄、山茱萸、山药、泽泻、茯苓、牡丹皮、桂枝、炮附子。

肾着汤（《金匮要略》）

组成：甘草、干姜、茯苓、白术。

生化汤（《傅青主女科》）

组成：当归、川芎、桃仁、炙甘草、炮姜。

升麻鳖甲汤（《金匮要略》）

组成：升麻、当归、蜀椒、甘草、鳖甲、雄黄。

生脉散（《医学启源》）

组成：人参、麦门冬、五味子。

升阳除湿防风汤（《脾胃论》）

组成：苍术、防风、白术、茯苓、白芍。

四君子汤（《太平惠民和剂局方》）

组成：人参、白术、茯苓、甘草。

四苓散（《医宗金鉴》）

组成：猪苓、茯苓、白术、泽泻。

四妙散（《成方便读》）

组成：苍术、黄柏、牛膝、薏苡仁。

四妙勇安汤（《验方新编》）

组成：金银花、玄参、当归、甘草。

四逆散（《伤寒论》）

组成：柴胡、芍药、枳实、甘草。

四神丸（《普济本事方》）

组成：肉豆蔻、补骨脂、五味子、吴茱萸。

<h1 align="center">T</h1>

调营饮（自拟方）

组成：熟地黄（或生地黄）、山茱萸、山药、鸡内金、何首乌、生黄芪、当归、黄精、丹参、鸡血藤。

葶苈大枣泻肺汤（《伤寒论》）

组成：葶苈子、大枣。

通气防风汤（《内外伤辨惑论》）

组成：防风、羌活、陈皮、人参、甘草、藁本、青皮、白豆蔻、黄柏、升麻、柴胡、黄芪。

<h1 align="center">W</h1>

苇茎降草汤（自拟方）

组成：芦根、桃仁、薏苡仁、冬瓜子、黄芪、天花粉、鱼腥草、败酱草、降香、茜草。

乌梅丸（《伤寒论》）

组成：乌梅、细辛、桂枝、黄连、黄柏、当归、人参、蜀椒、干姜、附子。

吴茱萸汤（《伤寒论》）

组成：吴茱萸、人参、生姜、大枣。

五苓散（《伤寒论》）

组成：茯苓、猪苓、白术、泽泻、桂枝。

戊己饮1号方（自拟方）

组成：麦门冬、南沙参、清半夏、生山药、鸡内金、紫丹参、生甘草。

X

香草汤（陈筱宝经验方）

组成：当归、川芎、益母草、香附、泽兰、鸡血藤、柏子仁。

逍遥散（《太平惠民和剂局方》）

组成：柴胡、当归、茯苓、白芍药、白术、甘草、生姜、薄荷。

小半夏汤（《金匮要略》）

组成：半夏、生姜。

小柴胡汤（《伤寒论》）

组成：柴胡、黄芩、人参、半夏、炙甘草、生姜、大枣。

小建中汤（《伤寒论》）

组成：饴糖、桂枝、芍药、甘草、大枣、生姜。

小续命汤（《备急千金要方》）

组成：麻黄、木香、缩砂仁、人参、川芎、甘草、杏仁、汉防己、桂心、防风、附子、川乌、白芍药、黄芩、独活。

选奇汤（《兰室秘藏》）

组成：羌活、防风、黄芩、甘草。

Y

阳和汤（《外科证治全生集》）

组成：熟地、肉桂、白芥子、姜炭、生甘草、麻黄、鹿角胶。

薏苡附子败酱散（《金匮要略》）

组成：薏苡仁、附子、败酱草。

薏苡附子散（《金匮要略》）

组成：薏苡仁、附子。

Z

泽泻汤（《金匮要略》）

组成：泽泻、白术。

正柴胡饮（《景岳全书》）

组成：柴胡、防风、陈皮、赤芍、甘草、生姜。

指迷茯苓丸（《仁斋直指方》）

组成：茯苓、风化硝、枳壳、半夏。

止吐汤（自拟方）

组成：清半夏、竹茹、芦根、茯苓、紫苏叶、川黄连。

枳术汤（《金匮要略》）

组成：枳实、白术。

枳术丸（《脾胃论》）

组成：枳实、白术。

猪苓汤（《伤寒论》）

组成：猪苓、茯苓、泽泻、阿胶、滑石。

滋肾通关丸（《兰室秘藏》）

组成：知母、黄柏、肉桂。

滋生青阳汤（《医醇剩义》）

组成：生地黄、白芍、牡丹皮、石斛、麦冬、天麻、菊花、石决明、柴胡、桑叶、磁石、薄荷。

彩 插

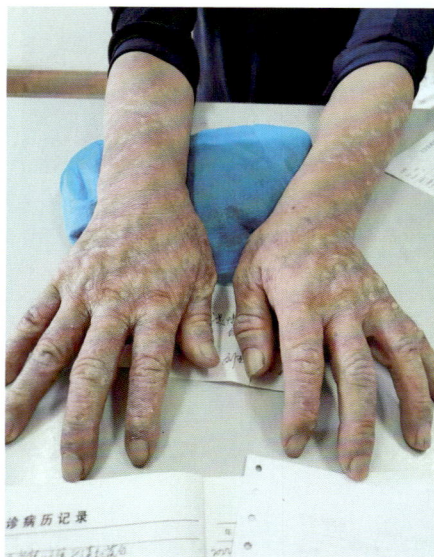
彩插 1　治疗前双手皮肤

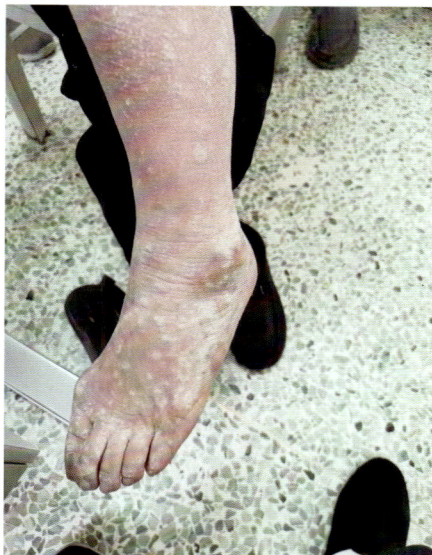
彩插 2　治疗前左下肢皮肤

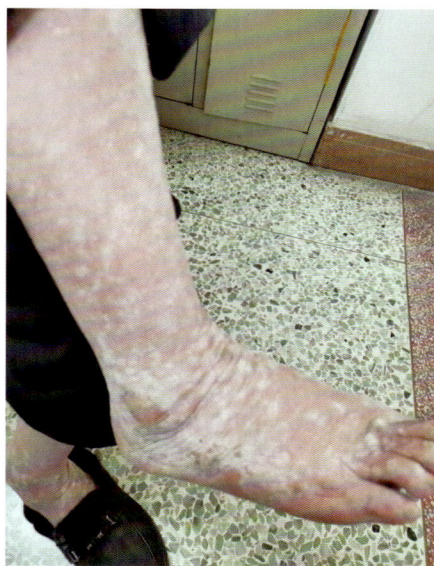
彩插 3　治疗前右下肢皮肤

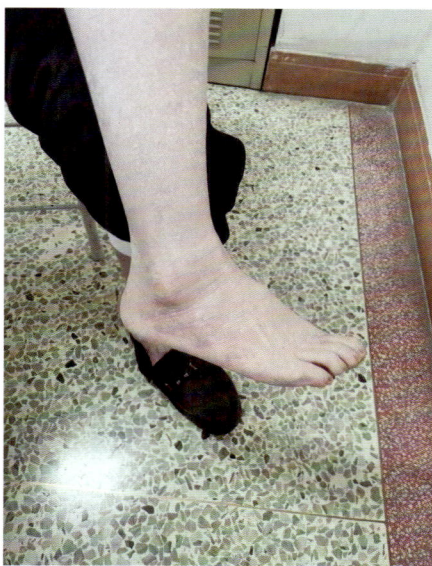
彩插 4　治疗后下肢皮肤

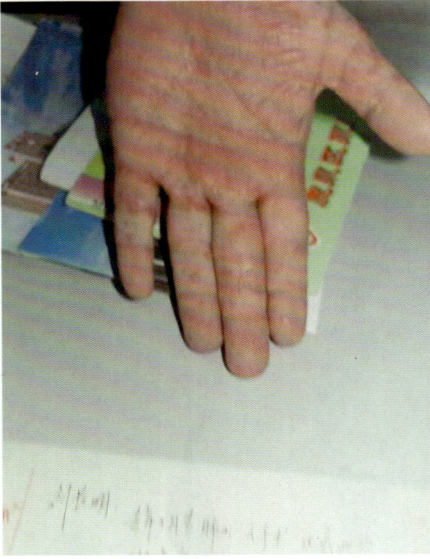

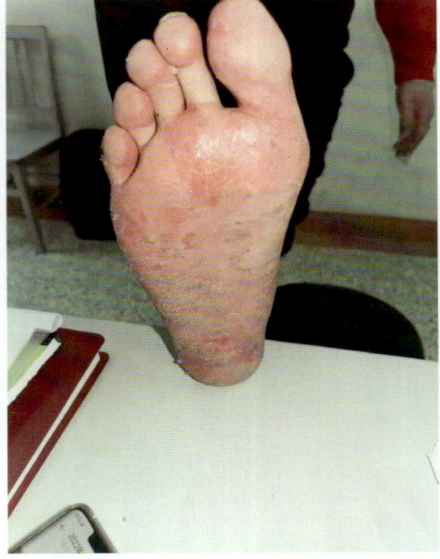

彩插5　治疗前手足皮肤

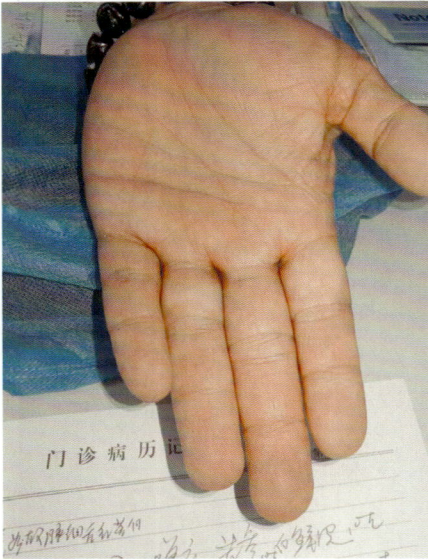

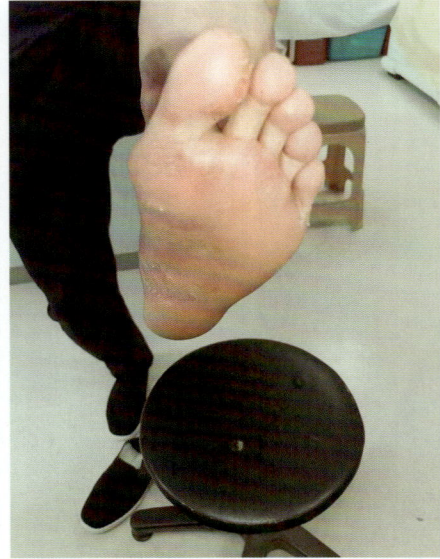

彩插6　治疗后手足皮肤